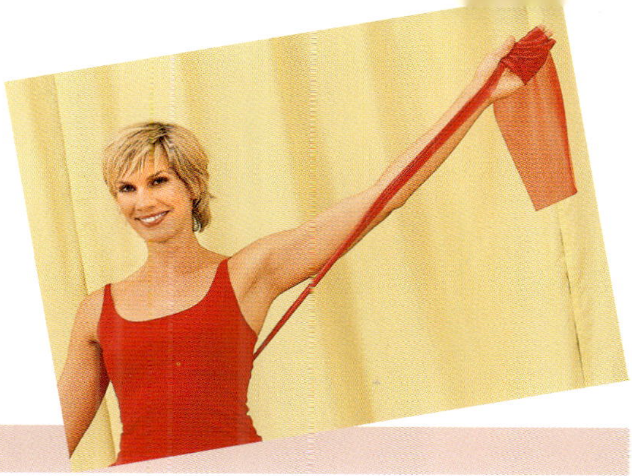

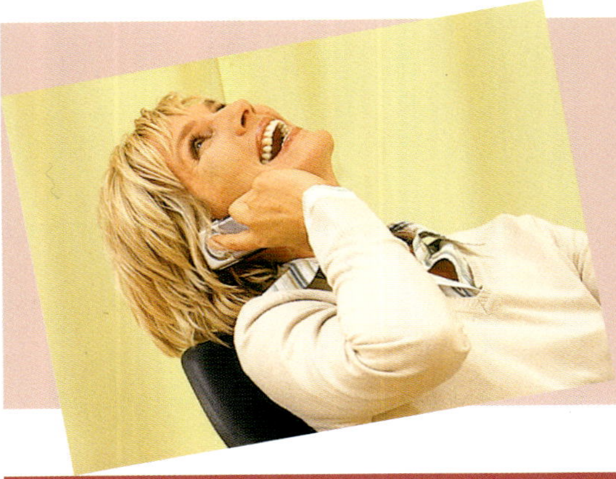

Früher Jäger – heute Hase – künftig Faultier

DR. PETRA MOMMERT-JAUCH
MONIKA SCHÄFER

Der Nacken

gesund und schmerzfrei

blv

Inhalt

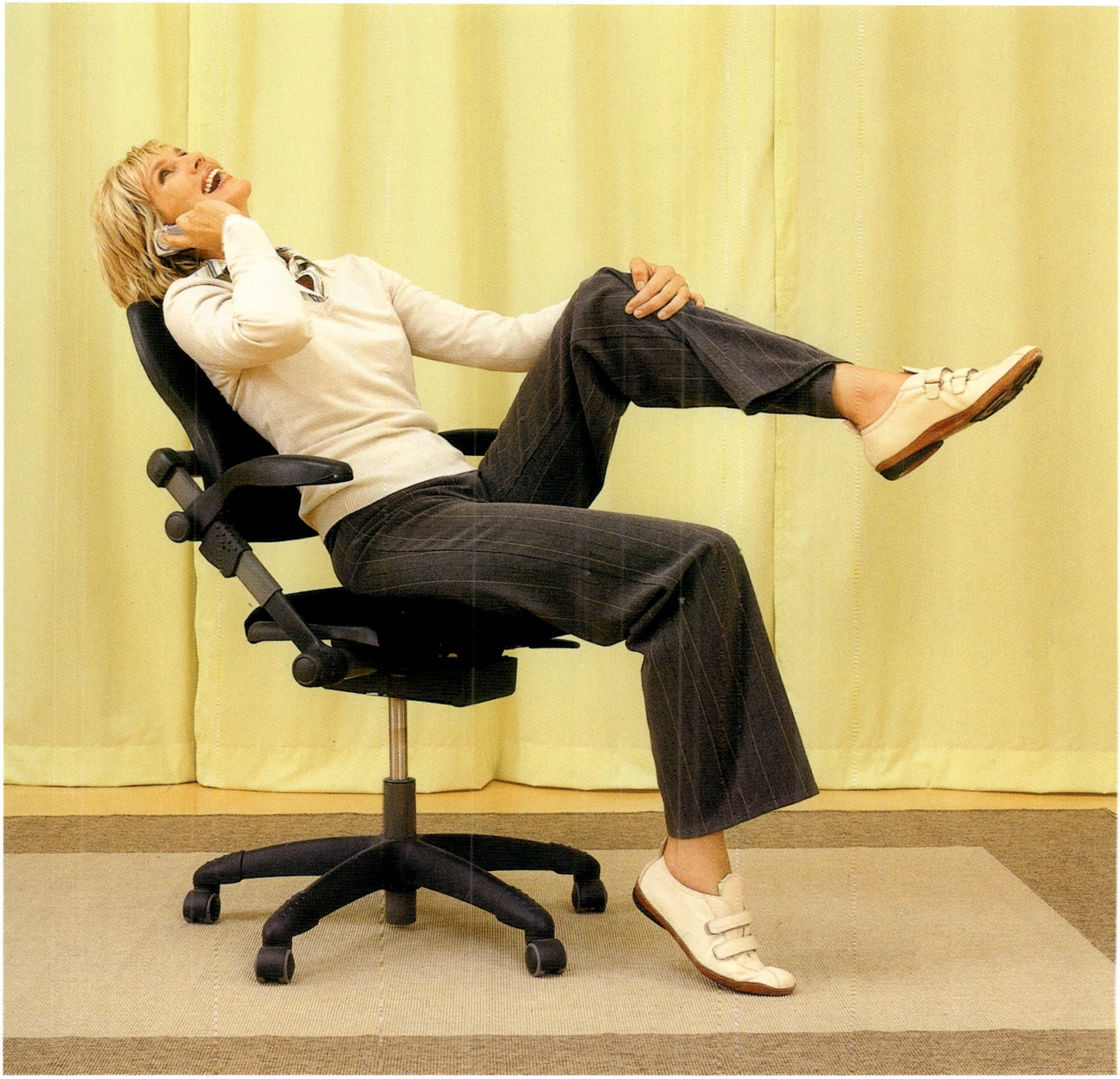

Bewegungsmangel auf dem Vormarsch

Vom aktiven zum faulen Menschen

Ein Blick auf unsere Entwicklungsgeschichte vom »Bewegungsmenschen« zum »Sitzmenschen« zeigt einen deutlichen Wandel in den alltäglichen Anforderungen. Als wir noch Jäger und Sammler waren, mussten wir zur Existenzsicherung über eine umfassende körperliche Fitness in den Bereichen, Ausdauer, Schnelligkeit und Koordination verfügen. Ebenso war eine bedarfsangepasste Ernährung notwendig. Wegstrecken von bis zu 20 Kilometer täglich waren selbstverständlich. Heute werden diese Distanzen auf dem afrikanischen Kontinent immer noch bewältigt. In unserer westlichen Welt dagegen werden pro Tag oft nur noch 800 bis 1000 Meter zurückgelegt. Wissenschaftliche Studien belegen, dass heutzutage die körperliche Aktivität des Menschen immer mehr zurückgeht und ein regelmäßiger sportlicher Ausgleich nicht in ausreichendem Maß erfolgt.

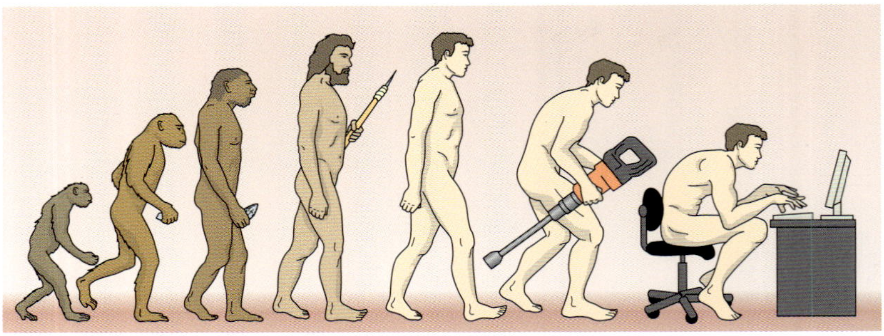

Die Evolution des Menschen – so könnte unsere Entwicklung aussehen.

Problemfall Computerarbeit

Noch vor 100 Jahren verrichteten unsere Vorfahren schwerste körperliche Arbeit. Die segensreiche Erfindung und der Einsatz von Maschinen brachte zwar eine Reduzierung dieser anstrengenden Tätigkeiten, aber gleichzeitig eine Erhöhung der Monotonie von Bewegungsabläufen. Heute bestimmt der Bildschirmarbeitsplatz mit Zwangshaltungen den Arbeitsalltag von immer mehr Menschen. Mit der Abnahme der körperlichen Belastung im Beruf sowie in der Freizeit beobachten wir gleichzeitig einen starken Anstieg psychischer Belastungen.

Der alltäglich Sitzmarathon

Neben dem arbeitsbedingten »Sitzmarathon« gestalten wir auch unsere Freizeit immer mehr zur »Sitzfreizeit«. Dies führt unweigerlich dazu, dass unsere Muskulatur und unser Herz-Kreislauf-System nach und nach an Leistungsfähigkeit verlieren.

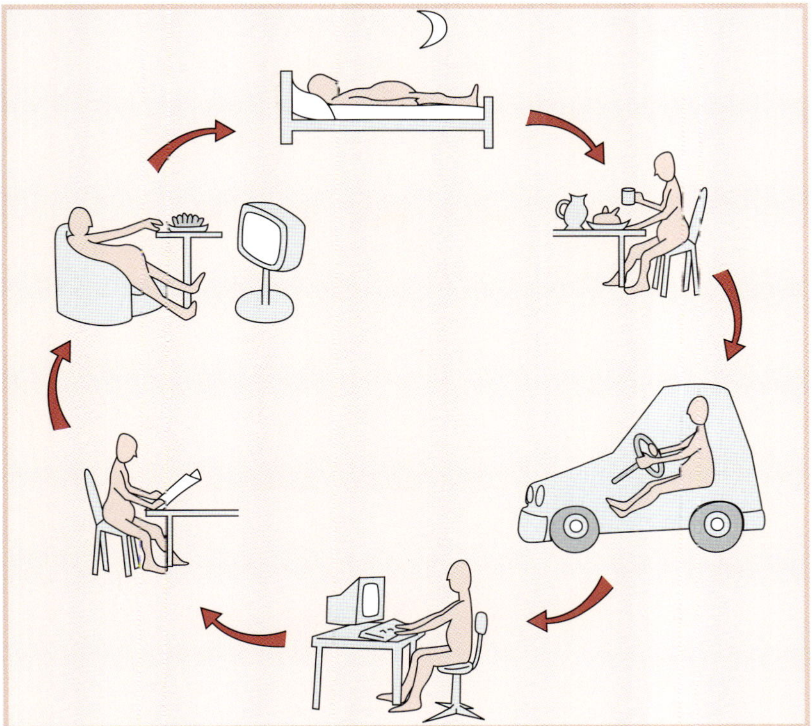

Unser alltäglicher Sitzmarathon – wann bewegen wir uns eigentlich noch?

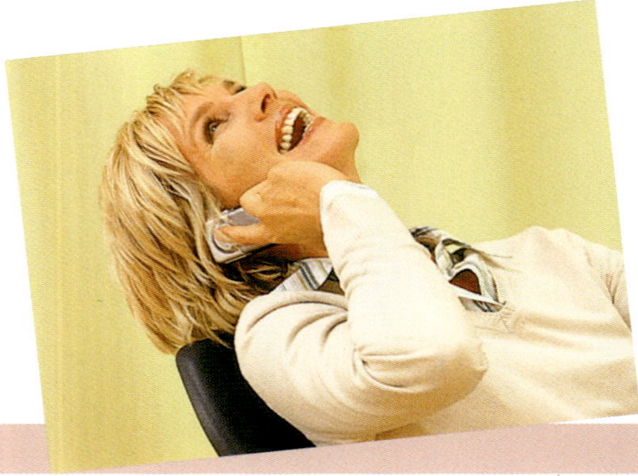

Macht sich eine verringerte Leistungsfähigkeit bereits in Ihrem Alltag bemerkbar? Haben Sie eine schlechte Haltung entwickelt? Fällt Ihnen das Treppensteigen schwer? Sind Sie bei Anstrengung schnell außer Atem? Klagen Sie öfter über Kopfschmerzen?
Um diesen negativen gesundheitlichen Auswirkungen von Bewegungsmangel sowie Stressbelastungen eines technisierten Lebens entgegenzuwirken, müssen wir wieder ein Mindestmaß an körperlicher Aktivität in den Alltag integrieren. Oft erscheint dies schwieriger, als es ist. Was soll man denn noch alles tun? Hier geht es aber darum »etwas nur für sich« zu tun und seinen Körper zu pflegen.

Warnsignalen wieder Beachtung schenken

Häufig schenkt man dem eigenen Körper erst wieder Beachtung, wenn er sich durch Krankheitssymptome oder Schmerzen in Erinnerung ruft. Dann gibt es viele Menschen, denen es wichtiger ist, einem Schönheitsideal zu entsprechen, anstatt sich in der eigenen Haut wohl zu fühlen. Nackenbeschwerden, Rücken- und Gelenkschmerzen sind uns als Begleiter im Alltag bestens vertraut. Die (Warn-)Signale, die unser Körper sendet, werden jedoch häufig missachtet. Wir fordern ihn aber immer weiter, als sei er eine wartungsfreie Maschine. Dabei ist das Gegenteil der Fall: Er braucht Pflege. Der regelmäßige Wechsel von Belastung und Entlastung bestimmt sein und damit unser körperliches und seelisches Wohlbefinden.

Regelmäßige Bewegung und damit Beanspruchung spielen in der Entwicklung und bei der Erhaltung unserer Leistungsfähigkeit eine wesentliche Rolle. Dieses alte »Urgesetz« lässt sich nicht außer Kraft setzen. Bewegung bedeutet Lebenskraft.

Durch die in diesem Buch vorgestellte Körperwahrnehmungsschulung werden Sie für körperliche und emotionale Zustände und Prozesse sensibilisiert. Sie werden in die Lage versetzt, Symptome und Beschwerden rechtzeitig wahrzunehmen, sie einordnen zu können und durch geeignete Maßnahmen zu beeinflussen. Durch einfache Mittel lassen sich viele positive gesundheitliche Wirkungen erzielen. Es gibt diverse Beweggründe, sich mehr zu bewegen. Ausreden, zu unsport-

! Schon gewusst?

- Der »aktive Bewegungsapparat« wird durch unsere Muskeln gebildet. Es gibt weit mehr als 600 Einzelmuskeln.
- Der »passive Bewegungsapparat« wird durch das Skelettsystem, die Sehnen und die Bänder gebildet.
- Die Muskelaktivität macht die Bewegung des Menschen aus. Ansonsten wären wir völlig unbeweglich. Ebenso ist die Muskulatur für eine gute Statik verantwortlich.
- Der Anteil der Skelettmuskulatur, also der »Arbeitsmuskulatur«, liegt bei 40 Prozent (Männer) und 35 Prozent (Frauen). Wir können sie willentlich beeinflussen. Die Steuerung der Muskulatur erfolgt über das zentrale Nervensystem. Der Fettanteil beträgt 15 bis 20 Prozent (Männer) und 20 bis 30 Prozent (Frauen).
- Ein Teil der inneren Organe besteht aus Muskelgewebe. Diese Muskulatur arbeitet unwillkürlich, d. h., wir können sie nicht willentlich beeinflussen.
- Es besteht ein enger Zusammenhang zwischen der Leistungsfähigkeit unserer Muskulatur und der unserer inneren Organe (Herz und Lunge). Die Arbeitsmuskulatur ist unser Organ für den Energieumsatz sowie für den Stoffwechsel. Sie wird über den Blutstrom mit Nährstoffen und Sauerstoff versorgt. Der notwendige Abtransport von Stoffwechselabbauprodukten erfolgt ebenfalls über diesen Weg. Je besser der Trainingszustand von Herz und Lunge ist, umso günstiger sind die Arbeitsbedingungen der Muskulatur sowohl in Ruhe als auch unter Belastung.
- Bewegungsmangel ist ein großes Risiko für viele Gesundheitsprobleme.

lich, zu alt, zu dünn, zu dick, zu faul oder zu beschäftigt zu sein, gelten nicht. Vielfältige Bewegungsmöglichkeiten werden den unterschiedlichen Bedürfnissen und Interessen jedes Einzelnen gerecht. Vor allen Dingen sollen sie Spaß machen. Werden Sie neugierig! Entdecken Sie Altes neu, lassen Sie sich durch Neues inspirieren. Und setzen Sie sich auf dieser Entdeckungsreise realistische Ziele.

Physische und psychische Ursachen von Nackenproblemen

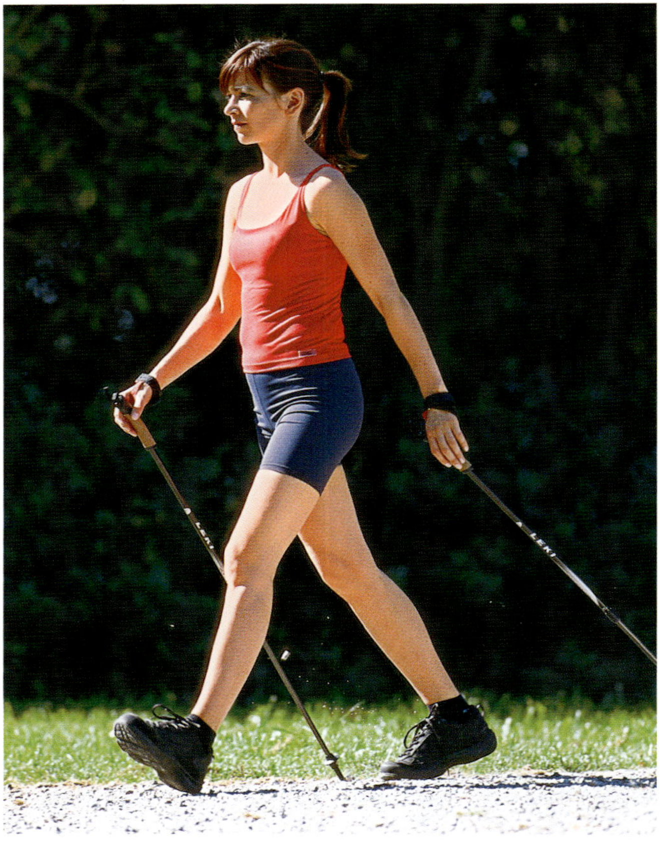

Eine aufrechte Haltung und der richtige Muskeleinsatz spielen beim Nordic Walking eine große Rolle.

Fehlhaltungen im Beruf

Auslöser von Nackenproblemen können sehr vielfältig sein. Fehlhaltungen, insbesondere bei sitzender Tätigkeit, sind eine häufige Ursache. Dabei kommt es zu einer Überbelastung von Strukturen wie der Bänder, der Sehnen und der kleinen Wirbelgelenke. Eine Unter- bzw. Überforderung der Schulter-Nacken-Muskulatur ist die Folge.
Weitere arbeitsbedingte Fehlhaltungen wie eine so genannte Überkopfarbeit können Verschleißerscheinungen der Bandscheiben und der kleinen Wirbelgelenke nach sich ziehen.

Fehlhaltungen in der Freizeit

Gefahren lauern darüber hinaus auch in der Freizeit. Eine fehlerhaft durchgeführte sportliche Betätigung kann zu Nackenbeschwerden beitragen. Eine falsche Kopfhaltung beim Brust- oder Rückenschwimmen ist ein sehr häufig vorkommendes Beispiel. Aber auch eine so beliebte Freizeitbeschäftigung wie das Radfahren kann bei einer nicht korrekten, an den Radfahrer angepassten Lenker- bzw. Satteleinstellung zu Beschwerden führen.

Bei falscher Technik führt beispielsweise Nordic Walking nicht zu der viel beschriebenen Entlastung im Schulter-Nacken-Bereich. Ganz im Gegenteil: Wird der Stock zu weit vorne oder in Hüfthöhe eingesetzt, kommt es zur Beanspruchung der Brustmuskulatur, die letztlich den Schultergürtel nach vorne innen »biegt« und so Nackenverspannungen noch verschlimmern kann. Mit dem richtigen Stockeinsatz hinter dem Körper sollten die Schulterblattfixatoren angesprochen werden (siehe »Sensibilitäts- und Programmierphase – selbst etwas tun«, ab S. 50). Verinnerlichen Sie aber bitte nicht folgendes Motto: »Wer nichts tut, kann auch nichts falsch machen.« Nutzen Sie stattdessen die Möglichkeiten, die wir Ihnen in diesem Buch für die unterschiedlichsten Alltagsbereiche aufzeigen.

Ursache Stress

Eine nicht zu unterschätzende Ursache für Nackenprobleme stellen arbeitsbedingte und private Stressbelastungen dar. Sie gehen oft mit raschen Veränderungen in der Arbeitswelt einher. So wird z. B. das Erlernen neuer Softwareprogramme verlangt. Immer mehr Arbeit verteilt sich auf immer weniger Schultern. Sofern man sich wieder erholen und Kraft auftanken kann, ist das nicht problematisch. Gelingt uns die Balance von Belastung und Entspannung nicht, so entleeren sich allmählich unsere Energie-Akkus. Man fühlt sich am Ende seiner Kräfte. Nach der Arbeit kann man sich zu nichts mehr motivieren. Ein Zustand körperlicher, emotionaler und geistiger Erschöpfung entsteht. Psychosomatische Beschwerden machen sich in der Folge bemerkbar, die sich oft in hartnäckigen und unerträglichen Nackenbeschwerden äußern. Dieser Zustand wird als Burnout-Syndrom bezeichnet. Davon können mittlerweile alle Berufsgruppen betroffen sein, da körperliche und mentale Ressourcen sowie die Gesamtpersönlichkeit der Berufstätigen total gefordert werden.

Burnout: Betroffene entwickeln starke Angstgefühle, den selbst gesetzten Ansprüchen im Beruf sowie im Freizeitbereich nicht zu genügen. Sie entwickeln allmählich ein negatives Selbstbild.

Ökonomische Lebensweise – fünf Schritte zur Lösung

Die Kunst, in der Balance zu bleiben

Sicherlich unterliegen wir den Einflüssen unserer modernen Gesellschaft, denen wir uns nicht entziehen können. Rasante Veränderungen in den Umwelt- und Arbeitsplatzbedingungen verlangen ständig Anpassungsprozesse von uns. Dies bleibt oft nicht ohne Auswirkung auf Partnerschaft und Familie. Gelingt es nicht, in der Balance zu bleiben, stellen sich häufig gesundheitliche Probleme ein. Wie kann es dennoch gelingen, diese Balance zu halten bzw. wiederzufinden? Zeiten großer Anspannung müssen sich mit Zeiten der Erholung abwechseln, damit unser enorm belastbarer Organismus im Gleichgewicht bleiben kann. Der Bauplan unseres Körpers ist genetisch bedingt auf körperliche Aktivität ausgerichtet. Dieser zentrale Stellenwert muss uns wieder stärker ins Bewusstsein rücken.

Ein Blick in die Natur

Eine Rückbesinnung auf natürliche Zusammenhänge kann dabei sehr hilfreich sein. In der Natur lassen sich abwechselnde Phasen der Belastung und der Ruhe beobachten. Nach Zeiten hoher Aktivität, wie der Jagd zum Nahrungserwerb, legen Tiere ausgedehnte Ruhephasen zur Regeneration ein. Energiereserven können sich wieder aufbauen. Auch in der Fauna gibt es Phasen der Entwicklung, denen Zeiten der Ruhe vorausgehen müssen. Die Zeit der Ruhe wird von der Blütezeit abgelöst, an deren Ende ein reicher Ertrag, eine reiche Ernte steht. Eine optimale Entwicklung unserer physischen und psychischen Leistungsfähigkeit ist von dem oben beschriebenen Wechselspiel abhängig.

Wann immer Sie Bewegung in Ihren Tagesablauf einbauen wollen, sollten Sie es auch tun. Richten Sie sich dabei nach Ihrem eigenen Lebensrhythmus, Ihrem so genannten Biorhythmus. Auf diese Weise schaffen Sie eine Basis für eine stabilere Gesundheit.

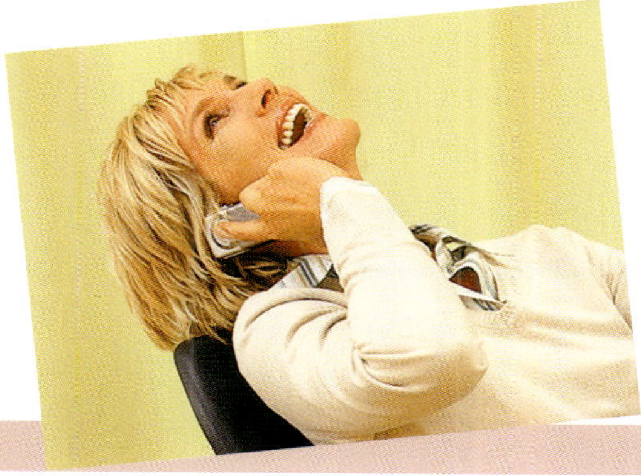

Wie »bewegt« ist mein Alltag?

Um Ihnen den Zugang zu unserem Konzept zu erleichtern, sollten Sie nun Ihre persönliche Aktivitätsbilanz in Beruf und in der Freizeit ziehen. Nutzen Sie ständig das Auto, obwohl kürzere Wege zu Fuß oder mit dem Fahrrad zu bewältigen wären? Sie haben die Wahl, den Lift oder die Treppe zu nutzen. Für was entscheiden Sie sich? Zur Arbeit fahren Sie mit dem Zug. Das Büro liegt aber in Reichweite vom Bahnhof. Sie können zu Fuß gehen oder die Straßenbahn nutzen. Wie kommen Sie ins Büro? Sie sitzen an Ihrem Schreibtisch und benötigen einen Ordner aus dem Schrank hinter Ihnen. Als »Fortbewegungsmittel« steht Ihnen der Bürostuhl mit Rollen zur Verfügung. Wie verhalten Sie sich in den geschilderten Situationen? Welche Möglichkeiten nutzen Sie, um sich von mental anstrengenden Tagen und Stressbelastungen zu erholen? Sind Sie eher der Typ, der sich der Passivität hingibt, oder eher der, der Entspannung in der sportlichen Aktivität sucht? Überlegen Sie, wie Ihr Alltag wieder »bewegter« werden kann!

Unsere Freizeitgestaltung ist sehr häufig durch Passivität gekennzeichnet. Durch den Fernseher lässt man sich unterhalten, anstatt einen abendlichen Spaziergang zu unternehmen.

Ein bewährtes Konzept

Unser hier beschriebenes Konzept zum Selbstmanagement von Nacken- und Halswirbelsäulenproblemen basiert auf langer Erfahrung in der Arbeit mit betroffenen Patienten und kann in fünf aufeinander aufbauenden Phasen dargestellt werden.

Die Informationsphase

Sie bekommen von uns zuerst Informationen über die Zusammenhänge und die Ursachen von Nackenproblemen. Das hilft Ihnen zu verstehen, warum Sie ganz bestimmte – vielleicht ungewöhnliche – Übungen durchführen sollten. Diese Infos helfen Ihnen auch dabei, bestimmte »Nackenfallen« zu entdecken und sensibler für alltägliche Belastungen zu werden.

16_Früher Jäger – heute Hase – künftig Faultier

Die Mentalphase

In dieser Phase geht es um zwei Dinge:

1. Sie sind weiterhin bei der Ursachensuche, diesmal aber bezüglich psychischer Belastungen. Stress und Anspannung im Alltag müssen aufgespürt und geprüft werden: Gibt es bei mir einen Zusammenhang von vermehrtem Schmerz bei vermehrter nervlicher Belastung?
2. Nackenarbeit ist auch immer Kopfarbeit. Um den Kopf frei zu bekommen, damit Sie sich auf bestimmte Körpervorgänge besser konzentrieren können, bedarf es bestimmter Entspannungsstrategien. Diese lernen Sie in dieser Phase.

Die Sensibilitäts- und Programmierphase

Um frühzeitiger Fehl- und Überbelastungen erkennen zu können, schulen wir die Sensorik und das Körpergefühl. Unfunktionelle Bewegungsmuster, die zu Fehlbelastungen und Verspannungen führen, werden ersetzt und umprogrammiert. Das Nervensystem leistet dabei Schwerstarbeit.

Die Automatisationsphase

Um in der neuen »Programmiersprache« sicherer zu werden, wenden Sie jetzt die neuen Bewegungsmuster in allen möglichen Alltagstätigkeiten an. In Beruf und Freizeit praktizieren Sie live, was Sie bis jetzt gelernt haben. Der Alltag wird zum Trainingslager par excellence.

Die Trainingsphase

Wenn Sie sich jetzt in den richtigen Bewegungsabläufen sicher fühlen, dann können Sie das Erlernte im Training anwenden. Durch das Training soll die Beweglichkeit erhöht, die Kräftigung der richtigen Muskelgruppen eingeleitet und so die Gelenk- und Muskelbelastung (der verspannten Muskeln) verringert werden.

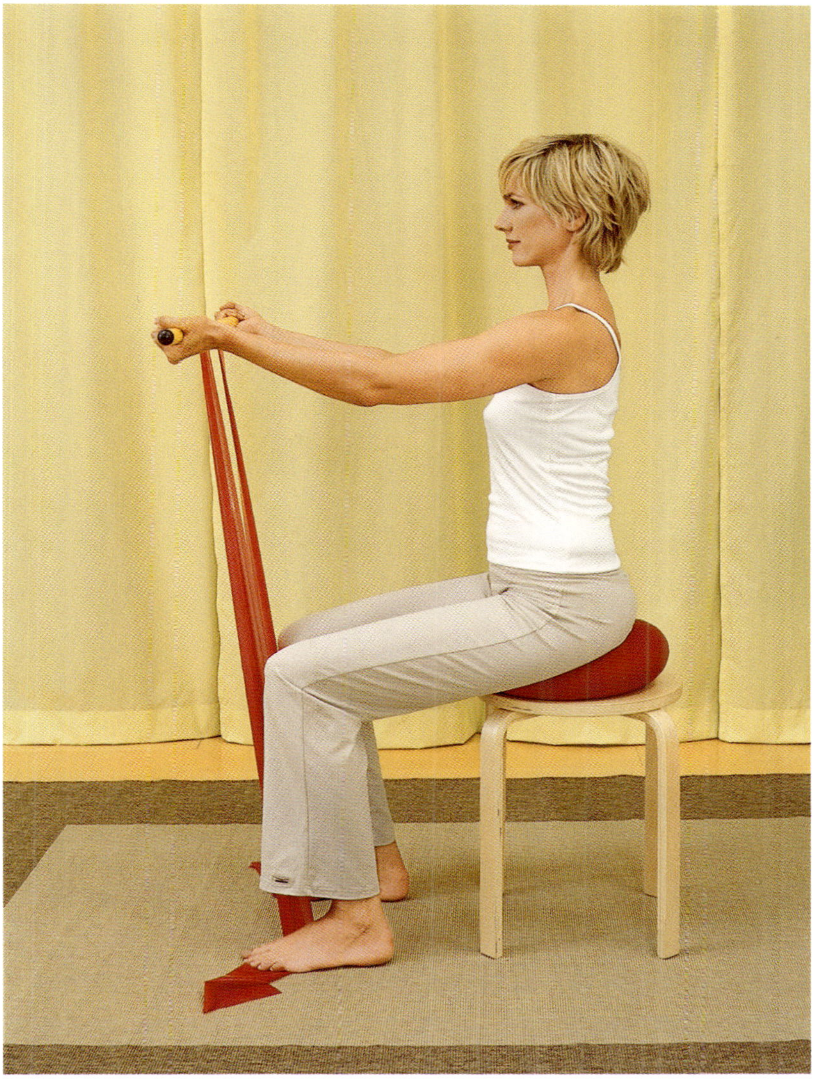

In der Trainingsphase werden effektive Übungen mit der richtigen Muskelbeanspruchung durchgeführt.

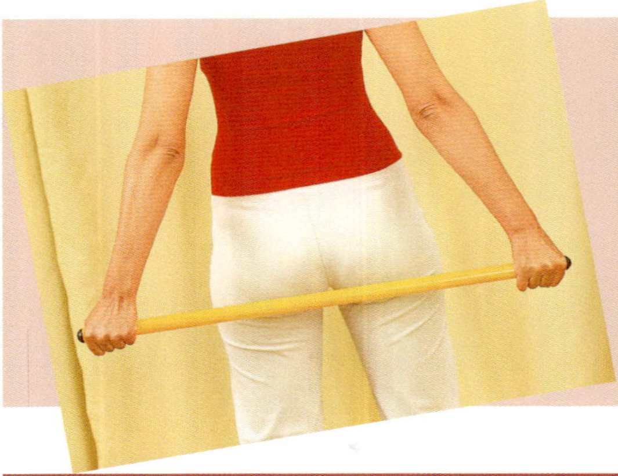

Informations-phase – der Nacken schmerzt

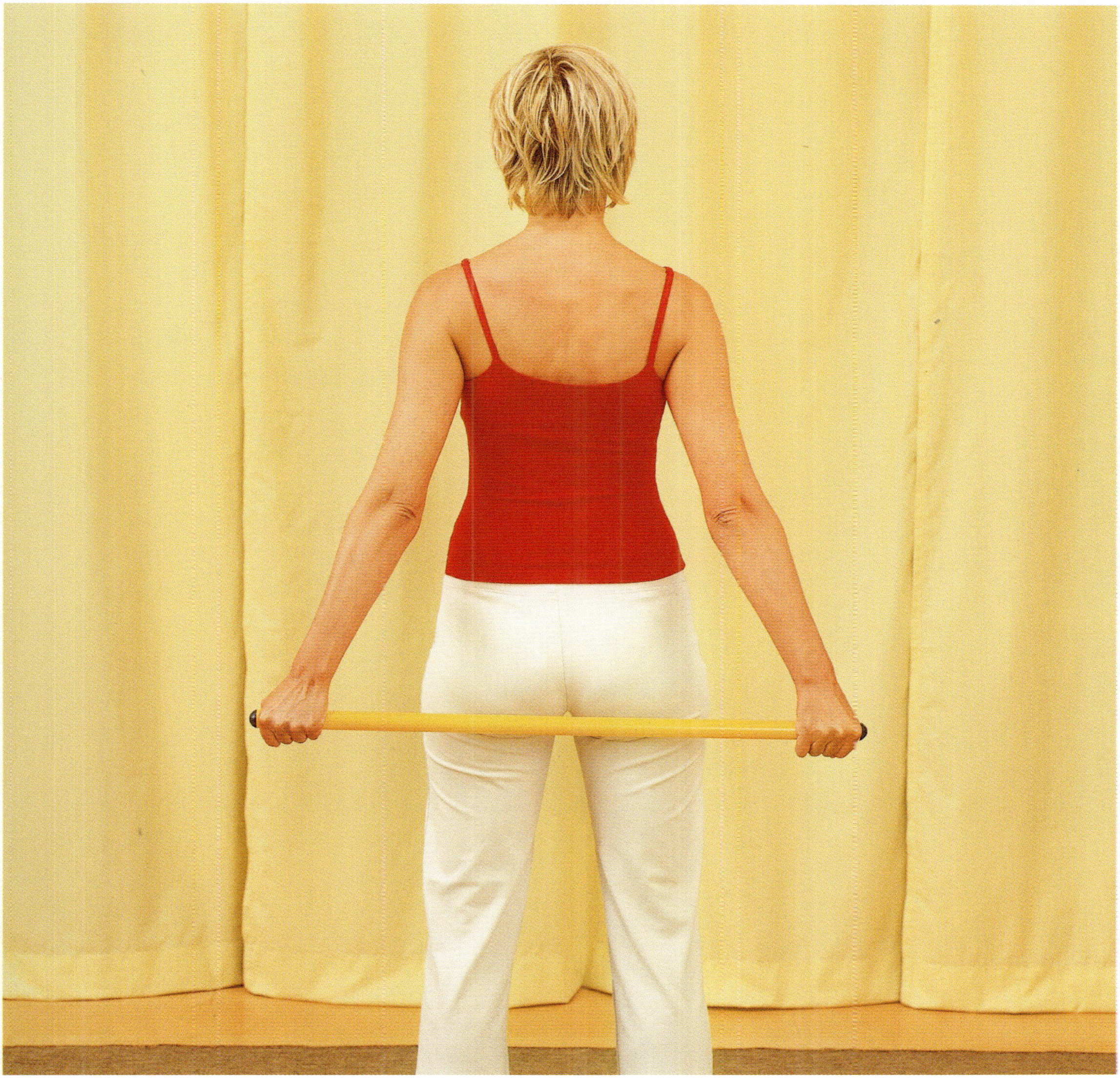

Die Anatomie des Nackens

Die Funktionen der Halswirbelsäule

Unsere Aufrichtung vom Vierfüßler zum Zweibeiner führt zu Statikproblemen der Wirbelsäule, die in Verbindung mit alltäglichen Fehlbeanspruchungen die Halswirbelsäule (HWS) stark belasten. Ihre Bauweise und ihre Funktion machen sie besonders störanfällig. Sie trägt den relativ schweren Kopf und balanciert und bewegt die dazugehörigen Muskeln. Bewegungen wie das Beugen, Strecken, Drehen und die Seitneigung sind in diesem mobilsten Teil der Wirbelsäule möglich. Der sich daran anschließende obere Teil der Brustwirbelsäule (BWS) ist relativ starr. In dem so genannten Übergangsbereich zwischen HWS und BWS entstehen durch eine vorgeneigte Kopfhaltung hohe Belastungen, die sich auf den Nacken, den Kopf und die Arme auswirken.

Wer rastet, der rostet: Ihre Halswirbelsäule braucht Bewegung zum Erhalt ihrer vielfältigen Bewegungsmöglichkeiten. Für Ihre persönliche Alltagsbewältigung ist Beweglichkeit ein absolutes »Muss«!

Für die Bewältigung alltäglicher Anforderungen müssen wir uns auf vielfältige Weise orientieren können: Die hohe Beweglichkeit der Halswirbelsäule führt zu einer Erweiterung unseres Gesichtsfelds, z. B. beim Einparken des Autos. Durch unseren akustischen Sinn, also unsere Ohren, nehmen wir Geräusche wahr. Wir bewegen den Kopf in die Richtung der Geräuschquelle.

Der Aufbau der Halswirbelsäule

Schaut man sich den Aufbau der Halswirbelsäule neben den bereits beschriebenen Funktionen an, so wird verständlich, warum diese Region besonders stör- und beschwerdeanfällig ist. Unsere Halswirbelsäule, die aus sieben Wirbeln (C1 bis C7) besteht, ist im Vergleich zur Lendenwirbelsäule (LWS) relativ klein und fein gebaut. In den einzelnen Wirbelsäulenabschnitten unterscheiden sich die Wirbel ein wenig in ihrer äußeren Form. Sie besitzen jedoch einen gleichen Bauplan. Gemeinsame Strukturen sind die Wirbelkörper mit den Wirbelbögen, die Quer- und die Dornfortsätze sowie die Gelenkflächen der kleinen

! Schon gewusst?

- **Die vorgeneigte Kopfhaltung ist unser ständiger Begleiter im Alltag und sehr belastend für den Nacken. Sie ist typisch beim Lesen, aber auch in vielen Berufen, wie beispielsweise in der Schneiderei.**
- **Bei aufrechter Kopfhaltung beträgt der Belastungsdruck in der unteren Halswirbelsäule 6,8 Kilogramm.**
- **Bei vorgeneigter Kopfhaltung steigt der Druck auf mehr als das Dreifache (21 Kilogramm) an.**

Wirbelgelenke. Eine Besonderheit ist der sehr kräftige Dornfortsatz des siebten Halswirbels. Sie können ihn deutlich »erhaben« unter der Haut fühlen, wenn Sie mit den Fingern den Hals von oben nach unten abtasten. Zwischen den Wirbeln – mit Ausnahme des ersten und zweiten Halswirbels – befinden sich Bandscheiben, die als Abstandshalter zusammen mit den Wirbelgelenken die Beweglichkeit erst ermöglichen.

Atlas und Axis – die beiden ersten

Die ersten beiden Halswirbel zeichnen sich durch einen besonderen Aufbau aus. Der erste Halswirbel, Atlas genannt, besteht nicht aus einem kompakten Wirbelkörper, sondern aus einem knöchernen Ring. Die Gelenkflächen zum Hinterkopf hin verbinden die Halswirbelsäule mit dem Schädel. Dieses Gelenk wird als oberes Kopfgelenk bezeichnet. Die Vor- und Rückneigung im Sinn einer Nickbewegung werden hier ermöglicht.

Der zweite Halswirbel mit Namen Axis ähnelt im Aufbau den anderen Wirbeln. Seine Besonderheit ist der an der Vorderkante nach oben zeigende Zahn, medizinisch: »Dens«. Er passt genau in den knöchernen Bogen des ersten Halswirbels. Damit sich die beiden Wirbel in der

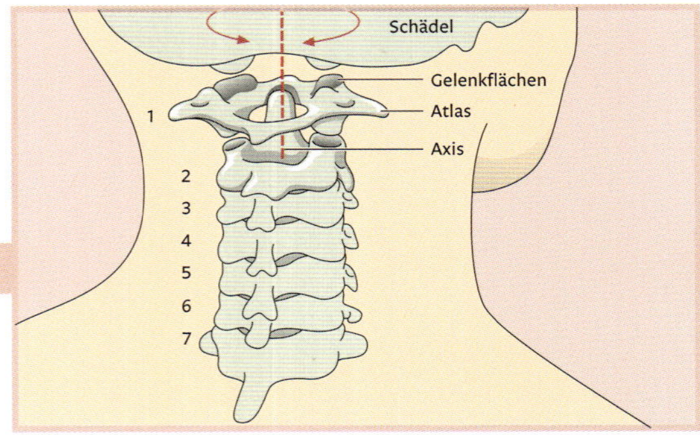

Bewegung nicht gegeneinander verschieben, wird der »Zahn« durch ein kräftiges Band an der Innenseite des ersten Halswirbels gehalten. Das untere Kopfgelenk ermöglicht Drehbewegungen.

Die beiden Ersten: Atlas & Axis

Die Querfortsätze der Halswirbel besitzen einen engen Durchlass, durch den die Halswirbelarterien verlaufen. Unser Gehirn wird durch sie mit Sauerstoff und Nährstoffen versorgt. Knöcherne Engstellen bilden die Zwischenwirbellöcher, durch die Rückenmarksnerven austreten. Je nach Kopfhaltung geraten diese Nerven gehörig unter Druck.

Was die Durchblutung drosselt

Bei »Überkopfarbeit« z. B. wird ein erhöhter Druck auf die Rückenmarksnerven ausgeübt. Die Durchblutung verschlechtert sich. Es können Schwindel und Übelkeit bis hin zum Erbrechen auftreten. Haben Sie nicht auch schon einmal derartige Schwindelerfahrungen gemacht, als Sie Vorhänge aufgehängt oder Ihre Decke tapeziert haben? Gerade bei solch unangenehmen Tätigkeiten, bei denen die Arme über Kopf eingesetzt werden, sind auch Spannungskopfschmerzen häufig die Folge. Denn die Daueranspannung der Muskeln kann sowohl im Bereich der Halswirbelarterien als auch der Halsschlagadern zu einer schlechten Sauerstoffversorgung von Gehirnarealen und Kopfmuskeln führen.

Eine Ihnen vertraute alltägliche Situation dürfte auch das »einseitige Tragen« sein. Morgens auf dem Weg zur Arbeit trägt man die Handtasche oder die schwere Aktentasche über einer Schulter. Die Trageriemen üben einen erheblichen Druck auf Sehnen und Muskeln aus. Hinzu kommt, dass wir die Schulter der Trageseite hochziehen. Dadurch werden wieder Muskeln angesprochen, die bereits unter Dauerbeanspruchung und damit muskulärer Anspannung stehen.

Die Schulter-Nacken-Region und ihre Muskeln

Die hintere Muskulatur des Schultergürtels

Der »Kapuzenmuskel« verläuft von der Mitte des Rückens wie eine Kapuze zu den Schultern und zum Hinterkopf hinauf. Der obere Anteil zieht die Schultern nach oben. Der mittlere Anteil bewegt sie nach hinten und stabilisiert z. B. den Schultergürtel beim Tragen einer Einkaufskiste. Der untere Anteil zieht die Schultern nach unten.
Der obere Anteil wird leider allzu oft beansprucht, obwohl er für viele Bewegungen gar nicht der richtige »Ansprechpartner« ist. Ist er im Dauereinsatz, spüren wir schmerzhafte Verspannungen. Die Muskelanspannung führt zu einer schlechteren Durchblutung und die Stoffwechselsituation des Muskels wird regelrecht »sauer«. Ebenso ergeht es dem »Schulterblattheber«, der von der oberen Halswirbelsäule zum oberen Schulterblattwinkel reicht:
Er zieht das Schulterblatt aufwärts.

Kleiner und großer Rautenmuskel

Der »kleine« und der »große Rautenmuskel« ziehen von der unteren Halswirbelsäule über die oberen vier Brustwirbel zum inneren Rand des Schulterblatts. Sie fixieren den Schultergürtel und ziehen die Schulterblätter nach hinten unten zur Wirbelsäule. Diese Muskelgruppen müssten eigentlich viel häufiger in Aktion treten. Sie würden den Kapuzenmuskel und damit die Halswirbelsäule spürbar entlasten. Nur leider haben wir den Befehl dafür »vergessen« (siehe S. 69).

Die Schulter- und Rückenmuskulatur

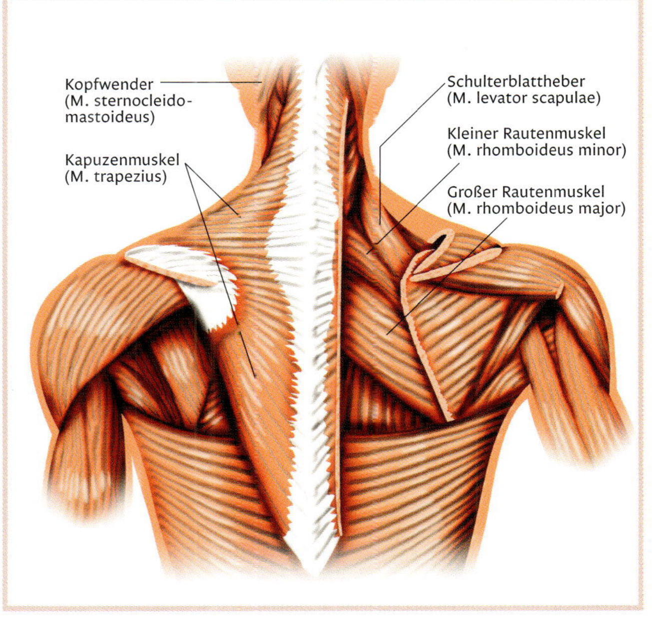

24_Informationsphase

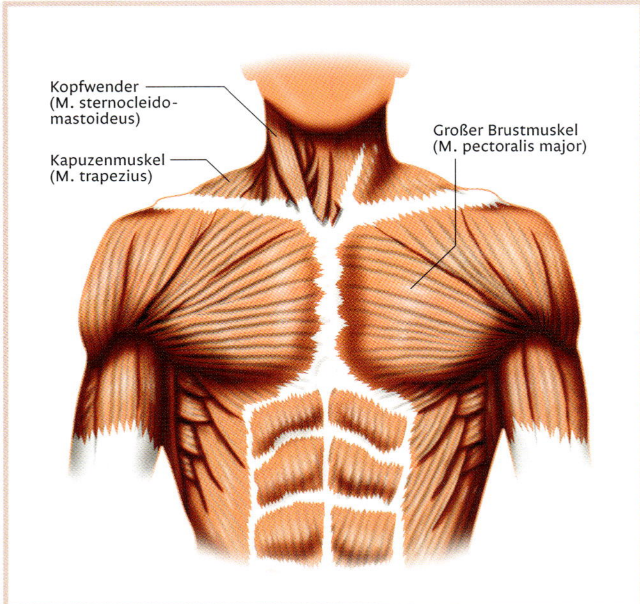

Die Schulter- und Brustmuskulatur

Großer Brustmuskel

Der »große Brustmuskel« besteht aus drei Anteilen, die vom Schlüsselbein über das Brustbein zum Höcker des Oberarms verlaufen. Er ist beim Nachvorneführen und Einwärtsdrehen des Armes beteiligt sowie bei allen Bewegungen, die wir vor dem Körper ausführen. Das hat zur Folge, dass unser Schultergürtel und unsere Schultern nach vorne und auch gleichzeitig leicht nach oben gezogen werden. Wird der große Brustmuskel zu sehr beansprucht führt das zu einem verspannten Nacken. Deshalb sollten Sie bei Halswirbelsäulen- sowie Nackenbeschwerden besser auf eine Kräftigung der Brustmuskulatur verzichten.

Kopfwender und Treppenmuskeln

Der »Kopfwender« ist ein kräftiger und gut tastbarer Muskel. Er verbindet den Schädel mit dem vorderen Teil des Schultergürtels. Er führt die Drehung der Halswirbelsäule sowie das Anheben des Kopfes durch. Zusammen mit den »Treppenmuskeln« ist er an der Seitneigung des Kopfes beteiligt. Beim Einatmen heben sie die oberen Rippen. Die Muskelzüge sind wie Gitarrenseiten gespannt - mit den Fingern sind sie gut zu fühlen.

Durch spezielle Dehnübungen können Sie in diesem Bereich wieder ein ausgewogenes Muskel- und Balancespiel erreichen (siehe S. 148 f.).

Das Kreuz mit dem Nacken

Tagtäglich leisten die beschriebenen Muskeln Schwerstarbeit. Sie kämpfen ständig gegen den Einfluss der Schwerkraft an. Die vorneigte Kopfhaltung, das unnötige Hochziehen der Schultern sowie eine Haltung mit nach vorne arbeitenden Armen lassen Nacken- und Kopfmuskeln unter Dauerspannung arbeiten. Daneben gibt es Muskeln, die nicht zum Einsatz kommen und so immer schwächer werden.
Das Gleichgewicht der Muskeln ist in eine Schieflage geraten. Die Verkürzungen bzw. Verspannungen der Muskulatur führen zu einer nach vorne eingefallenen Haltung und einem »Hohlkreuz« in der Halswirbelsäule.
Eine regelmäßige Muskelhygiene (ja, auch die Muskeln müssen gepflegt werden!) mit richtig programmierten Stabilisations-, Kräftigungs- und Dehnübungen verhilft Ihnen zu einer aktiven Körperhaltung mit einer ausgewogenen Balance des Kopfes und einer damit verbundenen Verringerung Ihrer Beschwerden.

Ein verhängnisvolles Dreieck: Kopf-Nacken-Schulter

Unser Bewegungsapparat gliedert sich in funktionelle Teilsysteme auf. Sie besitzen zwar eine gewisse Selbstständigkeit, stehen aber trotzdem untereinander in Verbindung. Zu einem solchen System gehören Kopf, Nacken und Schultern. Alle diese Bereiche sind eng miteinander verbunden. So ist es durchaus möglich, dass Schulterschmerzen von Halswirbelsäulenproblemen herrühren und Nackenverspannungen ihre Ursache in falschen Armbewegungen oder auch in einer Fehlfunktion der Kiefergelenke haben. Diese scheinbar nicht zusammenhängenden Systeme stehen jedoch auch deswegen in Verbindung, weil sie ihre nervliche Versorgung zum Teil aus derselben Quelle speisen. Was die Beschwerden also auslösen kann, sind gereizte Nervenbahnen, die der Halswirbelsäule entspringen.

Den Nackenproblemen auf der Spur

Ursache 1

Die häufigste Ursache für Nackenprobleme liegt in falschen Bewegungsprogrammen und -mustern. Wir benutzen in vielen Situationen die verkehrten Muskeln und lassen gleichzeitig viele Muskeln verkümmern: Die muskuläre Aufgabenverteilung ist falsch. So halten wir zum einen den Kopf unökonomisch in Balance und zum anderen beanspruchen wir bei bestimmten Tätigkeiten immer wieder Nackenmuskeln, die in diesen Situationen eigentlich gar nicht arbeiten müssten. Die Konsequenz: Es kommt zu einem Ungleichgewicht der Muskelzüge, die den Kopf im Gleichgewicht auf der Wirbelsäule thronend halten sollten. Dieses Kraft- und Beweglichkeitsdefizit, das bestimmte Hals- und Schultergürtelmuskeln aufweisen, wird durch einseitige Tätigkeiten (z. B. längeres und häufiges Sitzen) noch vermehrt unterstützt. Dadurch kommt der Kopf zwangsläufig in eine stark belastende und abnützende Position.
Die Muskulatur der vorderen Hals- und der hinteren Nackenmuskulatur stabilisiert den gesamten Halswirbelsäulenbereich. Werden hierbei bestimmte Muskelgruppen immer wieder überbeansprucht und andere »lahm gelegt«, kann verständlicherweise auch das Gleichgewicht zwischen beiden nicht mehr stimmen – der Kopf »verrutscht«.

Lösung

Im Fall dieser beschriebenen Fehlprogrammierung, der wir im Lauf unseres Lebens zum Opfer fallen, gilt es, ein neues Software-Programm zu installieren. Wir müssen wieder lernen, das Richtige zur richtigen Zeit zu tun. Das gilt sicherlich nicht nur für die muskuläre Tätigkeit, dennoch sollten wir uns mit der Funktionalität von Bewegung ganz besonders beschäftigen. Nur so können wir Überlastungen vorbeugen und gleichzeitig zur ausgewogenen Balance und Stabilität des »verhängnisvollen Dreiecks Kopf-Nacken-Schulter« beitragen. Sobald die verspannten Muskeln wieder Ruhe finden können, weil jetzt diejenigen Muskeln die Arbeit verrichten, die dafür auch vorgesehen sind, können wir langfristig auch Schmerzen vermeiden. Keine Massage kann das auf lange Sicht bewirken.

Im Kapitel »Die Lösung – Installation der neuen Software«, ab S. 70, werden wir uns mit der Installierung dieser neuen Bewegungsprogramme, d. h. mit der Ansteuerung der »richtigen« Muskeln beschäftigen. Wenn Sie langfristig Überbeanspruchungen vermeiden wollen, dann packen Sie das Übel an der Wurzel und lernen Sie um! Sie werden dabei Muskeln entdecken, die Sie vorher gar nicht kannten. Kein Wunder, denn sie konnten sich über lange Zeit vor der Arbeit drücken. Hilfsmuskeln haben ihre Arbeit übernommen und deren Überbeanspruchung zeigt sich jetzt in Schmerzen.

Beobachten Sie sich doch einmal einen ganzen Tag lang selbst: Was tun Sie in der Regel mit Ihren Armen? Wie oft müssen Sie Ihre Arme bis oder sogar über Schulterhöhe anheben? Wo spüren Sie diese Armbewegungen an Ihrem Rücken: eher oben im Nacken oder mehr in der Mitte der Brustwirbelsäule?

Ursache 2

Ein nicht zu unterschätzender Erklärungsansatz für Nackenverspannungen ist die Bewegungslosigkeit. Je älter der Mensch, desto steifer scheint die gesamte Kopf-Nacken-Schulter-Region zu sein. Hausgemacht? Ja, durchaus. Dabei ist die Halswirbelsäule doch der beweglichste Teil der Wirbelsäule. Aber wie oft bewegen wir denn den Kopf aus der Mittelposition heraus? Doch eher selten. Schulterachse und Kopf werden stets en bloc bewegt, so als würde eine Halskrause die Bewegung behindern.

Aber je weniger Bewegung am Muskel stattfindet, desto größer ist die Gefahr, dass das Stoffwechselmilieu im wahrsten Sinn des Wortes »sauer« wird. Das hat zur Folge, dass dadurch provozierte Entzündungsprozesse, die wir in den Anfängen möglicherweise gar nicht bemerken, zu weiteren Verhärtungen am Muskel führen. Die andere Konsequenz ist, dass es in einem solchen chemischen Milieu zur Neubildung von so genannten freien Nervenendigungen (»Arme« von

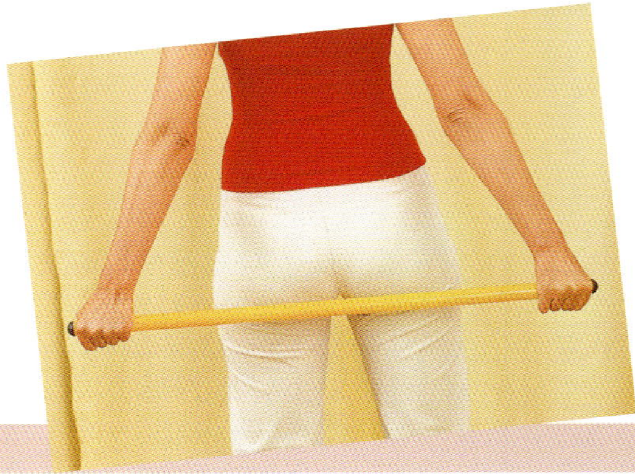

Nerven, die keinen Kontakt zu anderen Nerven haben) kommen kann. Diese wiederum erhöhen die Schmerzempfindlichkeit. Zu wenig Bewegung bedeutet also mehr Schmerz!
Bereits verspannte Muskeln, die vor allem Haltearbeit leisten und zwischendurch nicht »Luft schnappen« dürfen und nicht mit Frischblut versorgt werden, können ihre bereits angesammelten Schlacken ganz schlecht wieder loswerden und verspannen noch mehr.
Mit der Zeit entsteht ein Teufelskreis: Nacken- und Kopfschmerzen führen dazu, dass der Kopf noch steifer gehalten, ja sogar zunehmend zwischen den Schultern versteckt wird, was zwangsläufig zu einem muskulären »Kollaps« führen muss.

Lösung

Bewegung, Bewegung! Und zwar in ganz bestimmter Art und Weise und dosierter Form. Wir zeigen Ihnen im Kapitel »Sensibilitäts- und Programmierphase - selbst etwas tun«, ab S. 50, worauf Sie achten müssen und welche Bewegungskopplungen besonders wirksam sind. Dabei werden Sie auch mit ungewohnten Bewegungskoordinationen konfrontiert, die Ihnen anfangs vielleicht etwas Mühe bereiten werden. Von gewohnten Bewegungsmustern abzuweichen, ist zuerst immer mit mentaler und körperlicher Anstrengung verbunden. Aber nach wenigen Tagen oder Wochen, können Sie den Erfolg ernten.

Ursache 3

Auch intramuskuläre Verspannungsvorgänge, so genannte myofasziale Triggerpunkte, führen vor allem in der Brustmuskulatur und in den Treppenmuskeln (M. scalenis) zur Flussbehinderung des Lymphstroms und des Venen- und Arteriensystems am Arm. Ein schmerzmeldender (nozizeptiver) Mechanismus setzt ein oder auch Schwindel kann das Resultat sein. Triggerpunkte sind Ausdruck einer intramuskulären

Dysbalance, d.h. eines unausgewogenen Spiels der Muskelfasern innerhalb (intra) eines Muskels. Dies führt nachweisbar, aber neurophysiologisch noch nicht erklärbar, zu Irritationen und Schmerzen in den »Referenzzonen«. Das bedeutet, Muskeln des Schulter-Hals-Nacken-Bereichs wirken auf diese Weise in den Arm. Beispiel: Triggerpunkte des »Kopfwenders« (siehe Abb. S. 24) als Balanciermuskel des Kopfes, sind in der Lage, Schwindel zu erzeugen.
Schuld können auch hier falsche Bewegungsprogramme, immer wieder überbeanspruchte Muskeln und auch zu seltene Bewegungsreize sein. So ist uns häufig gar nicht bewusst, dass die »Normalhaltung« unseres Kopfes aus dem Lot geraten ist, weil wir bei unserer Tätigkeit – beispielsweise an einer Kasse sitzend oder am PC-Arbeitsplatz, der einseitig ausgerichtet ist – immer wieder die gleiche Kopfhaltung einnehmen (müssen).
Es liegt sozusagen eine »sensomotorische Amnesie« vor: Wir können schlechte, für uns belastende Körper- und Kopfhaltungen nicht mehr von ausbalancierten, funktionellen und entlastenden Haltungen unterscheiden. Diese Funktionsstörung des Nervensystems ist aber reversibel und wieder »trainierbar«.

Lösung

Erst wenn wir wissen, was wir und wie wir etwas tun, können wir etwas verändern. Also ist hier der erste Schritt zur Lösung, den eigenen Alltag unter die Lupe zu nehmen. Wie (ver)halte ich mich bzw. meinen Kopf und den Nacken bei der Hausarbeit, am Arbeitsplatz, in der Freizeit? Welchen Belastungen setze ich mich aus? Vielleicht fahre ich gerne Rad, aber spüre danach immer meinen Nacken. Was mache ich falsch und wie kann ich daran etwas verändern?
Der zweite Schritt, der also folgen muss und bei dem wir Sie begleiten möchten, ist dann der Schritt zur Veränderung (siehe S. 90 ff.).

Wir zeigen Ihnen die Gefahrenquellen im ganz gewöhnlichen Alltag und auch die entsprechenden Lösungsmöglichkeiten.
Selbstverständlich gehört dazu auch eine allgemeine »Nackenpflege«, die Sie in Ihre täglichen »Körperhygiene« integrieren sollten, wenn Sie unter dem Nackensyndrom (u.a. Verspannungen, Kopfschmerzen, eventuell Schulterschmerzen) leiden.
Während Sie also einmal eine Analyse Ihres Umfeldes und Ihrer Alltagsbewegungen vornehmen, werden wir gleichzeitig mit Ihnen an einem verbesserten Körperwahrnehmungsvermögen arbeiten (siehe S. 52 ff.). So werden Sie im Lauf der Zeit belastende Kopf-, Schultergürtel- und Armhaltungen von entlastenden unterscheiden können. Ihr Nervensystem wird sensibler für das, was falsch und unfunktionell ist. Diese Feinfühligkeit ist auch nachhaltig – weg von der schnellen Medizin, hin zu einer nachhaltig wirksamen Strategie. Das ist die Lösung auf Dauer. Ihre eigene Handlungskompetenz, die Sie mit unseren Vorschlägen und Strategien erlangen, wird Ihnen langfristig die Linderung Ihrer Beschwerden bringen. Selbstverständlich können auch wir Ihnen abgenutzte Bandscheiben, Knorpel und Knochen nicht erneuern. Aber Sie sind in der Lage, die Schmerzen, die damit verbunden sind, selbst zu reduzieren.

Ursache 4

Eine Ursache für Rückenprobleme und im Besonderen auch für Nackenprobleme, die nicht unerwähnt bleiben darf, sind psychische Belastungen. Sie sind häufig Auslöser für einen »circulus vitiosus«, einen Teufelskreis: Psychischer Druck kann zur Verengung von Blutgefäßen führen. Die betroffene Muskulatur reagiert dann auf die daraus resultierende zu geringe Sauerstoffversorgung mit Verspannung. Ein verspannter, am Wirbelsegment liegender Muskel, verursacht einen erhöhten Bandscheibendruck. Die Bandscheibe versucht dem

Druck auszuweichen und drückt in den Wirbelkanal (Spinalkanal). Aus einer im ersten Stadium vorhandenen Bandscheibenvorwölbung (Protrusion) kann auf Dauer ein »echter« Bandscheibenvorfall (Prolaps) werden. Menschen mit Bandscheibenproblemen wiederum reagieren auf den Schmerz spontan mit Schonung und Bewegungslosigkeit. Jetzt schließt sich der Kreis: Bewegungslosigkeit führt zu einem sauren Stoffwechselmilieu und damit zu weiteren Verspannungen. Und das alles, weil die psychischen Belastungen zu groß und zu lang andauernd toleriert wurden.

Diese Tätigkeit kann günstig oder ungünstig für den Nacken sein.

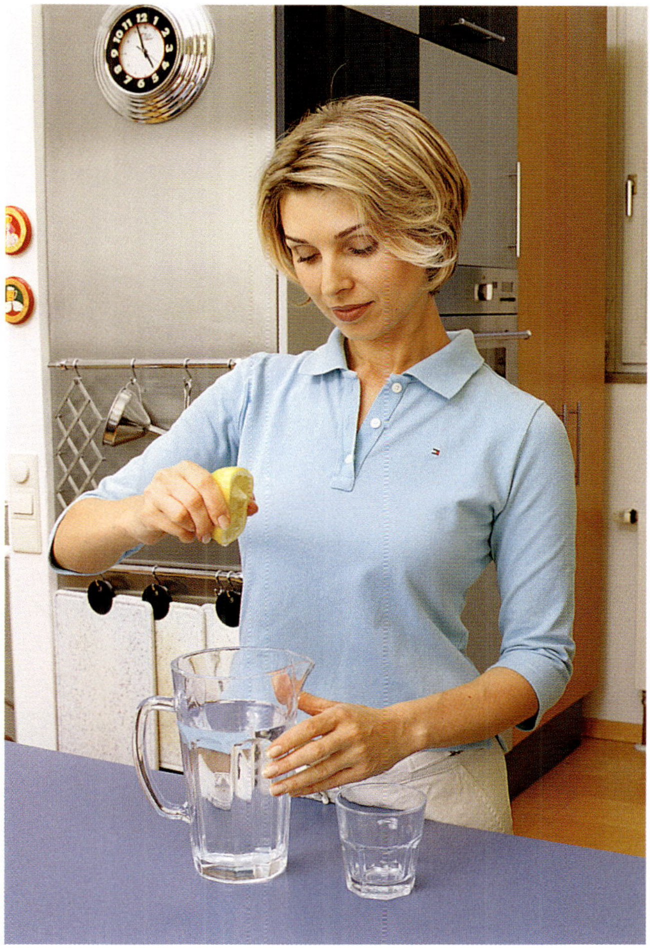

Lösung

Wenn wir von psychischen Belastungen sprechen, sollte zuerst einmal definiert werden, was psychische Belastungen sein könnten. Anschließend machen Sie eine Bestandsaufnahme: In welchen Situationen kommt es zu solchen Belastungen? Wie reagiere ich darauf? Wie macht sich mein Körper bemerkbar?

Dabei wollen wir Ihnen helfen (siehe dazu S. 38 ff.) und darüber hinaus selbstverständlich auch Strategien und Maßnahmen anbieten, wie Sie in entsprechenden Situationen oder auch bei belastenden Gedanken negativen Körperreaktionen entgegensteuern oder diese sogar vermeiden können.

Wenn Sie das Gefühl einer Blockade haben, experimentieren Sie ganz vorsichtig: Drehen Sie Ihren Kopf bewusst langsam jeweils zu einer Seite und bewegen Sie dabei einmal Ihr Kiefergelenk zur entgegengesetzten Seite. Das Gleiche können Sie mit den Augen machen: Dreht der Kopf nach rechts, bewegen Sie die Augen nach links. Möglicherweise können Sie schon auf diese einfache Art »Lösung« erfahren.

Ursache 5

Eine ebenfalls nicht zu unterschätzende Ursache für Halswirbelsäulenprobleme sind Blockierungen im obersten Wirbelsäulensegment C1/C2, also von Atlas und Axis. Da es hier häufig Bewegungsminderungen infolge dieser Blockierungen gibt (die beiden Wirbel können nicht mehr richtig gegeneinander bewegt werden), verlagern sich die Rotationsaufgaben auf die darunter gelegenen Wirbelsegmente. Auf Dauer entstehen dann degenerative Veränderungen, vor allem im Segment C5/C6: Es kommt zu Knochen- und Knorpelabnutzungen (Osteochondrose und Spondylose). Aus diesen Elementen der Blockierung und der muskulären Spannungserhöhung resultiert dann eine Irritation des gesamten Wirbelsegments.

Die Folgen sind möglicherweise:

- **Sensibilitätsstörungen** am Hals, an der Schulter oder am Arm in Form von Kribbeln, taubem oder sogar brennendem Gefühl (Dermatomirritation),
- **eine starke Spannungsvermehrung** als Reaktion der Muskeln (Myotomreaktion),
- **eine geringere Beweglichkeit**, eventuell verbunden mit Schmerzen bei beispielsweise Drehbewegungen (Sklerotomstörung).

Lösung

Diese Blockierungen sind nur durch den Arzt zu diagnostizieren und zu behandeln. Dabei kann der Neurologe (Facharzt für Nervenheilkunde) oder auch der Chirotherapeut der richtige Spezialist sein. Der Neuro-

loge befasst sich mit dem Zusammenhang zwischen Schmerz und Nervensystem. Dabei wird in der Regel mit Medikamenten, Injektionen und Infusionen oder der so genannten Neuraltherapie gearbeitet. Der Chirotherapeut, auch häufig Chiropraktiker genannt, erspürt dagegen manuell Fehlstellungen oder Verspannungen und löst diese dann auch mit den Händen auf. Dabei werden verschiedene mobilisierende Handgriffe eingesetzt.
Sollten Sie aber nach entsprechenden Behandlungen in Abständen immer wieder die gleichen Beschwerden bekommen, ist die Blockierung nicht die Ursache, sondern nur das daraus resultierende Symptom. In diesem Fall raten wir Ihnen dringend, nach den von uns oben beschriebenen Ursachen zu forschen. Denn genau in diesen scheinbar belanglosen Ursachen liegen in den allermeisten Fällen die Gründe für die Beschwerden.

Ursache 6

Das alte Sprichwort »Pack das Übel an der Wurzel« trifft auch bei Nackenproblemen bisweilen zu: So kann es lohnenswert sein, die Ursache von Beschwerden im untersten Körperbereich an den Füßen – unseren »Körperwurzeln« – zu suchen. Dauerhafte Asymmetrien an der Körperperipherie, werden über das Achsenorgan, also über unsere Wirbelsäule, angepasst und an die höchste Wirbelsäulenregion weitergereicht. Hier führen sie zu Zwangsstellungen und Ausweichbewegungen, die mit Bewegungsbehinderung und dadurch seitenunterschiedlichen nervalen (propriozeptiven) Informationen verbunden sind. Diesen Zustand verarbeitet der Organismus im Sinn einer Schmerzwahrnehmung (Nozizeption). Es drohen Erkrankungen mit biomechanischer und neurovegetativer (die Nerven und das vegetative, unbewusste Nervensystem betreffender) Konsequenz. Symptome sind Kopfschmerzanfälle, Schwindel, Leistungsabfall, Tinnitus (Ohr-

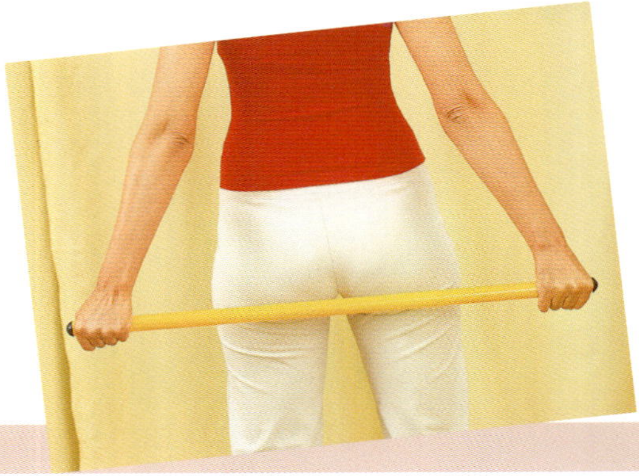

geräusche) und Hörstörungen, Aufmerksamkeitsbeeinträchtigung und sogar depressionsähnliche Stimmungsschwankungen.
Beispiele, die den oben beschriebenen Prozess in Gang setzen können, sind Knick- und Senkfüße, Achsenfehlstellungen im Knie- und Hüftgelenk sowie unterschiedliche Beinlängen.
Aber auch weiter oben kann die »Wurzel des Übels« liegen: bei Funktionsstörungen im Kiefersystem. Das Kiefersystem, das die Aufgabe hat, zu halten, zu reißen, zu zerkleinern, zu schlingen oder auch zu artikulieren und zu sprechen, braucht die Nackenstreckmuskulatur als Widerhalt. Bestehen im Kiefergelenk Behinderungen in der Biomechanik, kann sich das auf die Nackenmuskulatur und die Kopfgelenke über gestörte nervale Ansteuerungsmechanismen (Befehle des Nervensystems an die Muskulatur) auswirken, die dann nicht nur Verspannungen auslösen, sondern bis hin zu Gleichgewichtsstörungen führen können.

Lösung

Auch hier ist der Experte gefragt. Der Orthopäde und auch der Physiotherapeut können derartige Fuß- bzw. Beinfehlstellungen oder auch Beinlängendifferenzen feststellen. Und Zahnärzte bilden sich zwischenzeitlich extra weiter, um biomechanische Kieferirritationen zu diagnostizieren und zu behandeln. Inwieweit Ihre Nacken- und Kopfbeschwerden tatsächlich hier ihre Ursache haben, ist nur im Ausschlussverfahren festzustellen. Wenden Sie die Ihnen empfohlenen Hilfsmittel (z. B. Schuheinlagen oder bei »echten« Beinlängendifferenzen auch Schuherhöhungen) über etwa ein halbes Jahr lang an. Diese Zeit braucht der Körper etwa, um sich auf Veränderungen einstellen und entsprechend reagieren zu können. Werden Ihre Beschwerden dennoch nicht besser, liegt die Ursache eher in den oben beschriebenen Gründen.

Zusammenfassung

Sechs Elemente haben wesentliche Bedeutung für Beschwerden im Bereich Kopf, Nacken und Schulter:

- Nervale Fehlansteuerungen aufgrund von **falschen Bewegungsmustern** und Funktionsbeeinträchtigungen der Muskulatur
- **Bewegungslosigkeit** und die entsprechend resultierende Stoffwechselsituation
- **Intramuskuläre Spannungserhöhung** (Triggerpunkte) segmentzugehöriger Muskulatur
- **Psychische Belastungen,** die letztendlich in Bandscheibenvorfälle münden können
- Reversible Funktionsstörung eines Wirbelgelenks, also die **Blockierung**
- **Dauerhafte Asymmetrien an der Körperperipherie**, die über die Wirbelsäule bis ganz hinauf zu den Halswirbeln weitergereicht werden

Aus diesen Elementen resultieren

- Sensibilitätsstörungen und Empfindungsverfälschungen an Hals, Schultern oder Armen
- Verspannungen und Spannungssteigerung an Kopf, Nacken, Schultern oder Armen
- Bewegungsbeeinträchtigungen und Beweglichkeitseinschränkungen
- Gleichgewichtsstörungen und Schwindel
- Kopfschmerzen und Migräne
- Depressive Verstimmungen
- Hörstörungen und Tinnitus (Ohrgeräusche)

Überlastungen und/oder Fehlhaltungen im Halswirbelsäulenbereich führen nicht nur zu »Verspannungsbeschwerden« in dieser Region, sondern leider häufig auch zu Abnutzungserscheinungen an den Strukturen der HWS, wie z.B. an den Bandscheiben. Erfolgt die Belastung der Bandscheiben im unteren HWS-Bereich, können Schmerzen von der Schulter über den Arm bis in die Fingerspitzen ausstrahlen, die häufig auch in Taubheitsgefühle oder sogar Lähmungserscheinungen münden. Werden dagegen eher die oberen HWS-Abschnitte belastet, treten Schmerzen eher in Form von Migräne, Schwindel oder Kopfschmerzen auf.

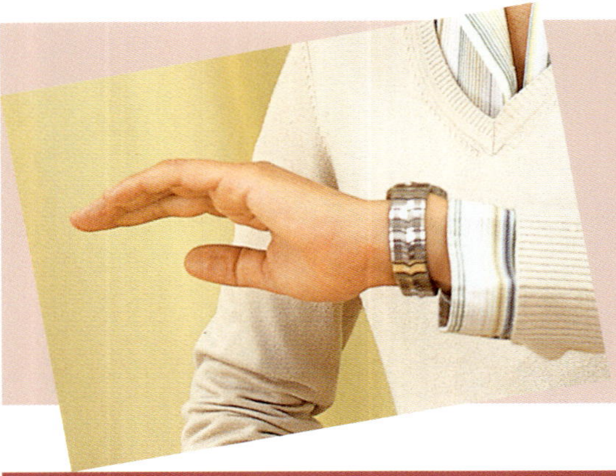

Mentalphase – Stress belastet den Nacken

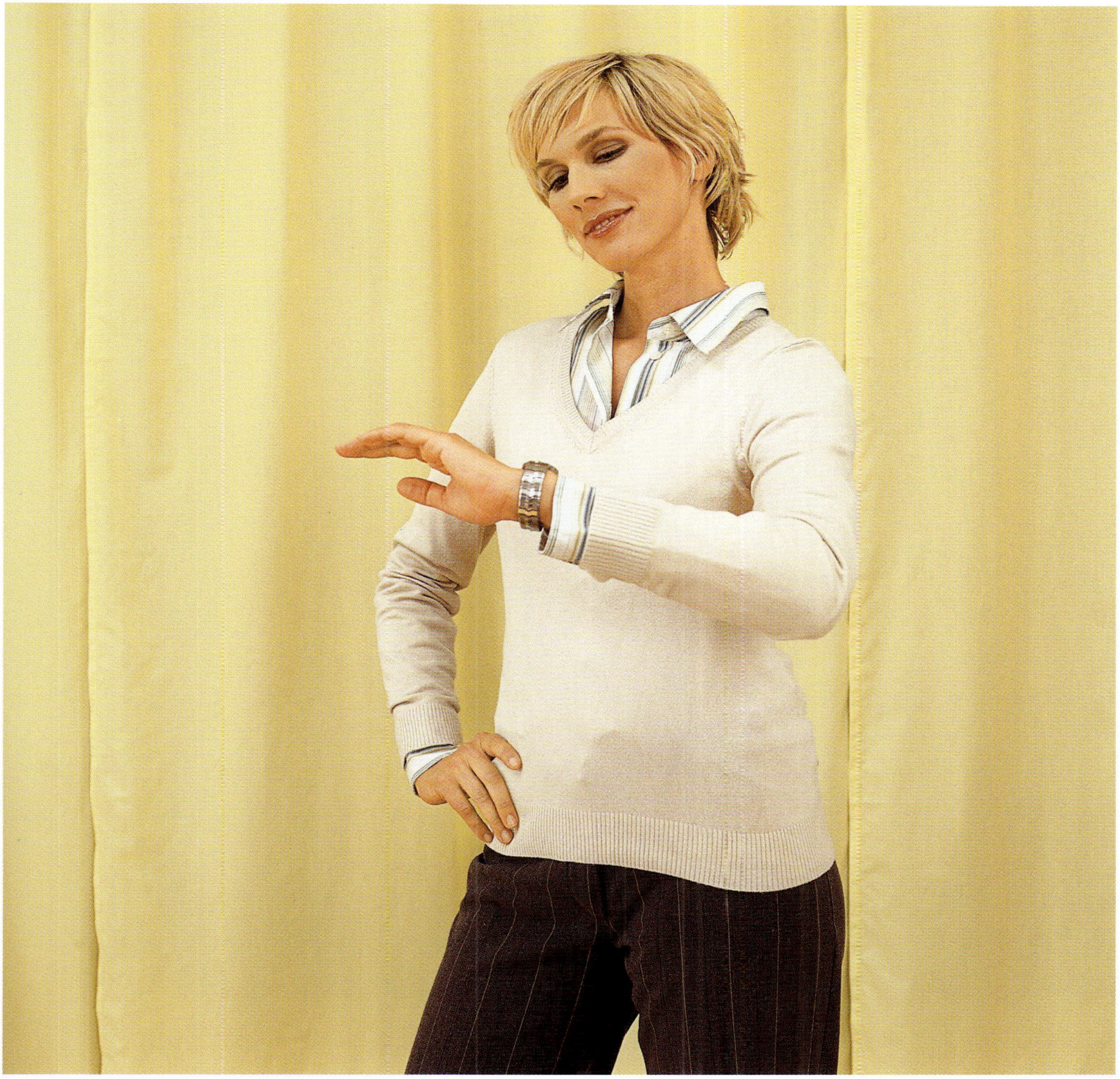

Stress im Alltag

Stress nicht willenlos ausgeliefert sein

Sie stehen mit Ihrem Auto auf dem Parkplatz des Supermarkts und warten auf einen frei werdenden Platz. Mit dem Blinker signalisieren Sie Ihre Absicht. Ein anderer Autofahrer schnappt Ihnen jedoch den Platz weg. Wie reagieren Sie in dieser Situation? Bleiben Sie gelassen und wundern sich nur über das Verhalten Ihres Mitmenschen? Oder schlucken Sie beruflichen und privaten Ärger eher runter, weil Sie der Meinung sind, dass Sie sowieso nichts ändern können? Macht sich der Ärger bei Ihnen häufig in Form von Verspannungen im Nacken und Kopfschmerzen Luft? Wir zeigen Ihnen, dass Sie Stress nicht willenlos ausgeliefert sind. Wie so oft, sind es die kleinen Dinge, die Abhilfe schaffen.

Reichliche Bewegung macht fit gegen alle Arten von Stressbelastung!

Für unsere Vorfahren überlebenswichtige Reaktionen

Heutzutage geht fast jedem das Wort »Stress« ganz leicht über die Lippen. Damit bezeichnen wir Situationen, die unangenehm oder anstrengend sind. Es wird zum Ausdruck gebracht, dass man sich ständig gefordert, angespannt oder überfordert fühlt. Am liebsten würde man auf Stress ganz verzichten wollen!
Die Natur hat in unserem Organismus eine Kettenreaktion angelegt, die ihn in bedrohlichen Situationen auf »Kampf« oder »Flucht« vorbereitete. Für unsere Vorfahren in der Wildnis war dies überlebenswichtig. Durch die Bewegung beim Kampf wurden innere Spannungen abgebaut.

Einstellung auf Kampf oder Flucht auch beim modernen Menschen

Bei Stress wird dieser Mechanismus nach wie vor aktiviert. Wir atmen schneller, das Herz klopft, die Muskeln spannen sich an und man bekommt feuchte Hände. Das Stresshormon Adrenalin wird in großen Mengen ausgeschüttet. Es kommt zu einer Erhöhung der Stoffwechselaktivitäten. Dabei werden Energiereserven wie Zucker (Glukose bzw. Glykogen, der Speicherform von Glukose) und Fette mobilisiert. Dadurch wird sichergestellt, dass ausreichend Energie für die Kampf- oder Fluchtaktion vorhanden ist. Denkvorgänge werden blockiert oder unterdrückt. Dieses erklärt auch den berühmt-berüchtigten »Blackout« bei Vorträgen oder Prüfungen, obwohl man den Stoff beherrscht.

Wenn Anspannung nicht in Bewegung umgesetzt werden kann

In Stresssituationen fühlen wir uns wie ein Sprinter vor dem Start. Wir sind konzentriert und gespannt wie eine Feder. Allerdings ist nach dem 100-Meter-Lauf beim Sprinter die Anspannung völlig weg. Nur was können wir tun, wenn uns »die Arbeit im Büro über den Kopf

! *Expertentipp*

Innerlich Stopp sagen! Sie entscheiden, ob Sie mit Gelassenheit reagieren oder sich über eine Sache ärgern!

Beruhigendes Atmen

Langsames Atmen löst Spannungen und beruhigt. Lernen Sie, dabei ebenso lange auszuatmen wie einzuatmen. Lassen Sie Ihren Atem sanft werden. Beim Üben sollten Sie nicht verkrampfen.

- **Ihre Ausgangsposition: Nehmen Sie einen hüftbreiten Stand ein, dabei sind die Knie leicht gebeugt. Richten Sie Ihren Rücken auf. Die Schultern nehmen Sie locker nach hinten, dabei ziehen Sie die Schulterblätter nach hinten und unten. Die Arme hängen seitlich entspannt, der Kopf ist aufgerichtet, dabei machen Sie den Hals lang und schieben Ihr Hinterhaupt nach hinten.**
- **Machen Sie nun 5 tiefe, beruhigende Atmzüge. Ihre Gedanken verhalten sich dabei wie Wolken, sie kommen und ziehen vorbei.**
- **Spüren Sie, wie Ihre Spannungen aus Ihrem Körper fließen und über den Boden abgeleitet werden.**

Diese Übung können Sie auch im Sitzen durchführen.

wächst«, vom Chef widersprüchliche Arbeitsanweisungen kommen und ständig Reibereien mit den Kollegen oder Kolleginnen an der Tagesordnung sind? In vielen Lebenssituationen können wir Anspannungen nicht an Ort und Stelle in Bewegung umsetzen. Wir müssen uns regelrecht zusammenreißen.

Stress von allen Seiten

Hinzu kommt die Mehrfachbelastung durch Beruf, Familie, Kinder und Haushalt. Unsere Art der Freizeitgestaltung trägt in der Regel auch nicht zu einem Spannungsausgleich bei. Es verbleibt kaum Zeit zum Abschalten. Viele hetzen auch hier wieder von Termin zu Termin. Unser typisches Verhalten in Stresssituationen ist durch ein bewusstes bzw. unbewusstes Hochziehen der Schultern gekennzeichnet. Wir tragen unseren Kopf zwischen den Schultern, wie wenn wir dadurch eine Schutzmauer aufbauen wollten. Dadurch entstehen muskuläre Spannungen in der Schulter-Nacken-Kopf-Region, die sich in der Dauerstresssituation sogar noch steigern können. Sie gehen oft einher mit Spannungskopfschmerzen bis hin zu Migräneanfällen, mit Übelkeit und Erbrechen. Weitere Folgen können Magengeschwüre, die Entwicklung von Bluthochdruck oder Herzinfarkt sowie ein geschwächtes Immunsystem sein.

Halten Sie zwischendurch bewusst inne! Das tut Ihnen und Ihrem Nacken gut.

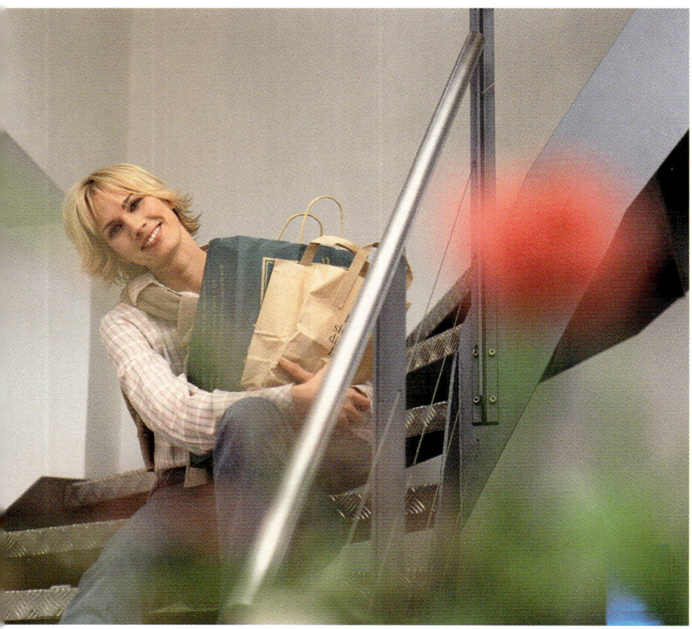

Faktoren, die uns stressen

Stress hat viele Gesichter. Was für die eine Person stressig ist, stellt für die andere Person eine Herausforderung, also positiven Stress (Eustress) dar. Wir reagieren unterschiedlich auf Stressoren, Einflussfaktoren, die das Entstehen von negativem Stress, dem Disstress, und seinen Folgen begünstigen.

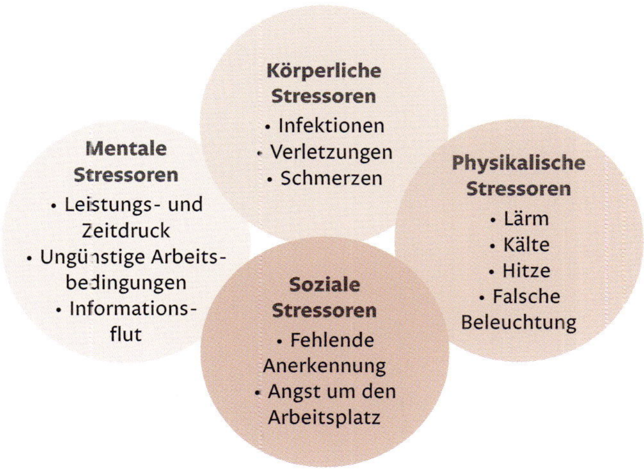

! *Schon gewusst?*

- **Schmerz ist eine unangenehme Sinnesempfindung und ein emotionales Erlebnis.**
- **Schmerz stellt einen körperlichen Stressor dar.**
- **Schmerz ist eine sehr sinnvolle Einrichtung der Natur. Als Alarmsystem des Körpers wird vor Gefahren gewarnt, um ihn vor Überbelastungen zu schützen. Der Körper signalisiert: »Es geht nicht mehr.«**
- **Ebenso stellt der Schmerz eine Antwort auf Ungewohntes dar. Wenn man nach längerer Zeit wieder sportlich aktiv ist, können die Muskeln mit schmerzhaftem Muskelkater reagieren.**

42_Mentalphase

Reaktionen auf unterschiedlichen Ebenen

Die Stressoren rufen verschiedene Reaktionen im Organismus hervor. Auf der kognitiven Ebene, der geistigen Ebene, entwickeln sich häufig Denkmuster wie »Das schaffe ich nie!« oder »Auch das noch!«. Man »lässt den Kopf hängen«. Geprägt ist diese Ebene durch Denkblockaden, Konzentrations- und Leistungsstörungen.
Die emotionale Ebene ist durch Angstgefühle, Unsicherheit, Unausgeglichenheit, Nervosität und Gereiztheit bis hin zur Depression gekennzeichnet. Im übertragenen Sinn »sträuben sich einem die Nackenhaare«.
Die vegetative Ebene äußert sich in Herzrasen, Herzstolpern, Schwindelanfällen und Atembeschwerden. Wer kennt es nicht, wenn einem »ein Kloß im Hals sitzt«?
Auf der muskulären Ebene entstehen zunächst allgemeine Verspannungen sowie Rücken- und Nackenschmerzen. Man zieht automatisch die Schultern hoch. Eine starre Mimik, nervöse Gestik und Zähneknirschen sind weitere Ausprägungen. Ein gesunder Humor, auch über sich selbst lachen zu können, hilft zu entspannen.

Wann werden Anforderungen zum Disstress?

Die Wahrnehmung und Bewertung alltäglicher Situationen fällt bei verschiedenen Menschen sehr unterschiedlich aus. Dabei spielen Alter, Bildung und die persönliche Lebensgeschichte eine große Rolle. In der Entwicklung unserer Persönlichkeit haben wir Einstellungen erlernt bzw. übernommen. Diese »engen uns im Kopf« ein. Menschen mit einem geringen Selbstbewusstsein »stecken häufiger Nackenschläge ein« als Menschen mit einem gesunden Selbstbewusstsein.
In weiteren Redewendungen unserer Alltagssprache werden emotionale Abläufe, die bei Stress auftreten zum Ausdruck gebracht: »Jemand sitzt mir im Nacken«, »Die Angst sitzt ihm im Nacken«.

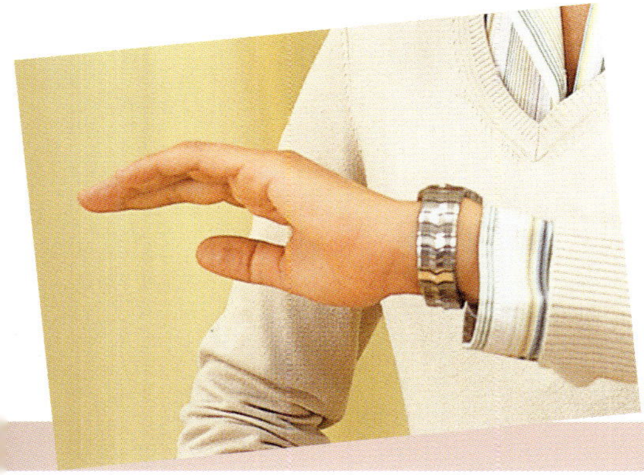

In immer wiederkehrenden Alltagssituationen, die für uns stressig sind, reagieren wir aufgrund unserer Erfahrungen mit immer gleichen Denk- und Verhaltensmustern. Oftmals lassen sich diese Situationen nicht verändern. Eine andere Bewertung kann zu einer anderen Antwort in unserem Verhalten führen – und damit zu einer Stressreduzierung beitragen. Aktive und selbst bestimmte Bewältigungsstrategien, wie z. B. ein sinnvolles Zeitmanagement, sollten am Ende eines langen Lernprozesses stehen.

Alltägliche Belastungen, die zu Dauerbelastungen werden, sind gesundheitsschädlich. Sie bewirken eine Fehlregulation der Körperfunktionen. Ermüdung und Erschöpfung stellen sich ein. Meistens warten wir nur ab, bis sich die Stressfolgen wie Herzrasen von selbst legen. Erst sehr spät wird uns bewusst, dass die notwendigen Erholungsphasen immer länger werden

Körperliche und emotionale Stresssymptome klingen nicht sofort ab. Es braucht Zeit, bis der Organismus sein Gleichgewicht wieder erreicht hat. Nach lang andauernden Stressphasen kann die Erholung Wochen dauern. Bei unzureichenden Erholungsphasen werden bereits normale Alltagsanforderungen, wie das Einkaufen, zu einer Belastung. Häufig hegen wir den Wunsch, Stress völlig vermeiden zu können. Aber welche Folgen hätte ein völlig stressfreies Leben?

! *Schon gewusst?*

- **Ohne positiven Stress, den Eustress, wären wir nicht lebensfähig. Als Motor des Lebens aktiviert er und setzt Kräfte frei.**
- **Bei fehlendem positivem Stress stellen sich physische und psychische gesundheitliche Probleme ein.**
- **Positiver Stress ist sinngebend und hebt das Lebensgefühl. Er fördert Selbstvertrauen und hilft, ein gutes Selbstwertgefühl zu entwickeln.**

Zeitmanagement – die Lösung?

Das subjektive Zeitempfinden

Um dem alltäglichen Stress nicht hilflos ausgeliefert zu sein, ist es wichtig, Strategien zur Stressbewältigung zu kennen und sie gezielt einzusetzen.
Wie können Sie dem Stress ein Schnippchen schlagen? Ist Zeitmanagement das »non plus ultra«, um den Stressfallen zu entkommen? Zunächst muss man sich fragen, was »Zeit« überhaupt bedeutet.
In der westlichen Welt ist Zeit etwas, was uns die Uhr in Sekunden, Minuten und Stunden anzeigt. Sie kennen sicherlich auch das Gefühl, dass Ihnen die »Zeit wegläuft«. Unser Zeitempfinden ist subjektiv und unterschiedlich ausgeprägt. Eine Stunde empfinden wir als lang, wenn wir in Ruhe Dinge erledigen können. Unter Zeitdruck kommt einem die Stunde sehr kurz vor. Erlernte und erworbene Einstellungen prägen außerdem unser Zeitempfinden. Zeit ist scheinbar etwas, von dem wir immer zu wenig haben - »Der Tag müsste mehr als 24 Stunden haben«. Wir müssen sie möglichst bis ins Letzte auskosten.
Die Tatsache, mehr Zeit für sich zu haben, kann aber auch Unbehagen hervorrufen. Viele Menschen haben verlernt, etwas mit sich anzufangen. Aussagen wie »freie Zeit ist unnütze Zeit« beherrschen ihre Denkmuster.

Dem Biorhythmus folgen

Indianer pflegen einen anderen Umgang mit der Zeit. Sie hat nicht diese messbare Dimension wie für uns. Ihre natürlichen Zeitgeber sind Sonnenauf- und -untergang, die Jahreszeiten und die klimatischen Verhältnisse. Ihr Lebensrhythmus unterliegt den wechselnden Naturabläufen. In der indianischen Kultur hat auch alles seine Zeit.
Unser Biorhythmus zeichnet sich durch Schwankungen in der Leistungsfähigkeit im Tagesverlauf aus. Zudem besitzt jeder Mensch seinen eigenen Rhythmus. Es gibt Morgenmenschen, die »Lerchen«, und

Abendmenschen, die »Eulen«, die ihre volle Leistungsfähigkeit entweder am Morgen oder aber am Abend entwickeln. Dann gibt es Menschen, die als Hektiker bezeichnet werden, und solche, die eher ein langsames Tempo vorgeben. Störungen dieser sehr individuellen Rhythmen können unseren Organismus aus dem Gleichgewicht bringen.

Was bedeutet nun Zeitmanagement?

Zeitmanagement bedeutet das systematische und disziplinierte Planen Ihrer Zeit. Durch eine Zeitplanung können Sie sehr viel Zeit gewinnen. Sie sollten dann aber nicht ein Arbeitspensum von zehn Stunden in acht Stunden unterbringen. Das »Plus« an Zeit soll Ihnen zur Verfügung stehen, um Kraft zu tanken. Sie können beispielsweise Hobbys nachgehen oder einfach Dinge realisieren, die Sie schon lange machen wollten. »Mehr Zeit zur Verfügung zu haben« oder »sich mehr Zeit zu lassen«, bedeutet einen unschätzbaren Reichtum für Körper, Geist und Seele.

Durch ein sinnvolles Zeitmanagement lernen Sie, Ihre Zeit besser zu planen. Sie erkennen »Zeitfresser« rechtzeitig und können diese ausschalten. Allerdings führen wir gerne die beliebte Ausrede »keine Zeit zu haben« an und stehen dadurch einer sinnvollen Zeitplanung selbst im Weg.

Führen Sie eine Zeitplanung ein und nach kurzer Zeit werden Sie feststellen, dass Sie viel weniger Zeit für Ihre Aufgaben benötigen.

Entdecken und nutzen Sie »Zeitfenster«, wie z. B. das Warten an einer geschlossenen Bahnschranke, für Ihre persönliche kurze Auszeit!

Die sieben Schritte zu mehr Zeit

1. Schritt: Wochenplanung

Nehmen Sie sich eine Wochenplanung für Ihre Aufgaben vor. Unter Umständen müssen Sie allerdings davon abweichen, wenn unvorhersehbare Dinge hinzukommen.

2. Schritt: Prioritäten setzen!

Lernen Sie zu unterscheiden, welche Aufgaben dringend und wichtig sind, was in Zukunft wichtig ist und was weder dringend noch wichtig ist. An Ihrem Arbeitsplatz kann die Vorbereitung auf eine Sitzung am Nachmittag dringend und wichtig sein. Auf der anderen Seite: Sie kochen gerne und sammeln Rezepte aus Zeitschriften. Immer wieder nehmen Sie sich vor, sie zu sortieren und in Ihrem Rezepteordner abzuheften. Zu dem jetzigen Zeitpunkt ist diese Aufgabe weder dringend noch wichtig.

Wer lernt, bei seinen Aufgaben Prioritäten zu setzen und auch einmal »Nein« zu sagen, wird sich zeitliche Freiräume schaffen können.

3. Schritt: Eine gute Aufgabeneinteilung schafft »freie Zeiten«

Durch eine sinnvolle Aufgabeneinteilung schaffen Sie sich »freie Zeiten«. Nutzen Sie diese Spielräume, um liegen gebliebene Aufgaben aufzuarbeiten oder auch vorzuarbeiten. Im privaten Bereich schaffen Sie sich dadurch einen Freiraum, der Ihnen erlaubt ein Buch zu lesen oder sich intensiver mit den Kindern zu beschäftigen.

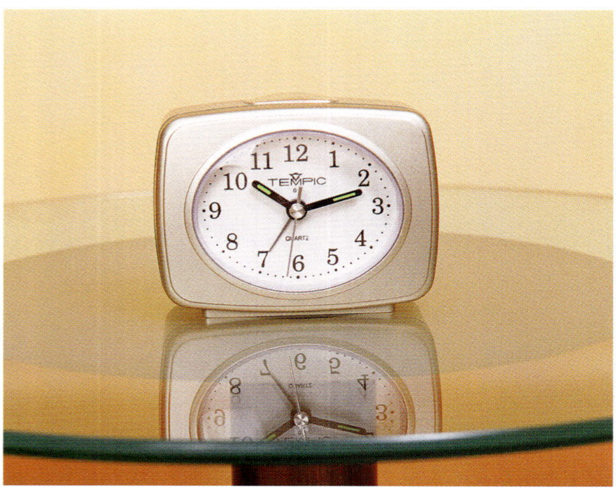

4. Schritt: Störungen vermeiden

Ihre Kinder kommen mittags von der Schule und bringen Spielkameraden mit. Sie möchten sich aber zunächst Ihren Kindern zuwenden. Hier sollten Absprachen getroffen werden, dass die Kameraden erst nach dem Essen und den Hausaufgaben kommen.
Im Büro klingelt ständig Ihr Telefon. Sie wollen ungestört an einer Präsentation arbeiten. Bitten Sie einen Kollegen, die Anrufe für einen begrenzten Zeitraum für Sie anzunehmen. Störun-

gen können auch eine Flut von Notizzetteln im Büro verursachen. Nutzen Sie die Kalenderfunktion in Ihrem PC. So werden Sie an Aufgaben und Termine erinnert und Ihr Kopf wird für andere Dinge frei.

5. Schritt: Informationsflut eindämmen

Telefone, Handys, E-Mails oder das Faxgerät sind heutzutage im Berufsalltag nicht mehr wegzudenken. Sie sollten allerdings lernen, diese sinnvoll einzusetzen. Für eine kurzfristige Terminabstimmung ist ein Telefonat oft günstiger, als eine E-Mail zu schreiben und auf Antwort zu warten. Einer vollen Abhängigkeit auch im privaten Bereich, z. B. vom Handy, sollten Sie aber entgegensteuern. Müssen Sie denn immer und zu jeder Zeit erreichbar sein?

6. Schritt: Nutzen Sie Ihre individuelle Leistungskurve

Im Tagesablauf spüren Sie sicherlich Schwankungen in Ihrer Konzentration und damit Ihrer Leistungsfähigkeit. Wichtige Aufgaben, die viel Konzentration erfordern, sollten Sie in Ihrem Leistungshoch erledigen. Routinearbeiten verschieben Sie besser auf das Leistungstief.

7. Schritt: Lernen Sie, »Nein« zu sagen

Sie müssen Grenzen im beruflichen wie privaten Bereich setzen. Wenn ein Kollege zu einem Zeitpunkt etwas möchte, an dem Sie einen Vorgang konzentriert zu Ende bearbeiten wollen, dann sollten Sie ruhig »Nein« sagen. Eine Verschiebung auf einen anderen Zeitpunkt ist legitim. Für ein höfliches »Nein« müssen Sie sich nicht entschuldigen.

Lernen Sie, diese sieben Schritte in Ihren Alltag einzubauen. Zunächst sollten Sie nur einzelne umsetzen und nicht gleich alles auf einmal ändern. Beleuchten Sie immer wieder Ihre Tagesabläufe. So können Sie Ihre Stärken erkennen und an Ihren Schwächen arbeiten.

Ein ganz wichtiger Punkt, um Stressfolgen entgegenzuwirken: Pflegen Sie aktiv soziale Kontakte!

T

Expertentipp

Vergessen Sie trotz sinnvollen Zeitmanagements das »Auftanken« nicht! Erarbeiten Sie sich Schutzfaktoren, um Ihr Gleichgewicht zu erhalten.

1. Ihr persönlicher Ruheraum
Legen Sie nach der Arbeit erst einmal eine Ruhephase von 15 bis 30 Minuten ein: Diese Zeit gehört nur Ihnen. Danach fühlen sich entspannter und können weitere Aufgaben mit mehr Gelassenheit angehen.

2. Regelmäßiger Sport macht stressresistenter
Besonders geeignet sind Ausdauersportarten mit ihren gleichförmigen und harmonischen Bewegungsabläufen. Es eignen sich aber auch Krafttraining und Mannschaftssportarten. Die Sportart sollte Ihnen aber Spaß machen.

3. Richtiges Ernährungsverhalten – Nervennahrung
Stress entzieht dem Körper Vitamine und Mineralstoffe, das mindert die Leistungsfähigkeit und schwächt das Immunsystem. Günstige Nahrungsmittel sind Obst (Bananen, Äpfel), Gemüse und Nudeln. Als Getränke eignen sich Mineralwasser, Apfelsaftschorle und Tee. Zwischendurch eignen sich Vollkornkekse, Trockenobst und Nüsse. Ungünstig sind Fastfood, Fettreiches, Süßigkeiten, süße Limonaden und zu viel Kaffee. Nehmen Sie sich Zeit zum Essen – die Ruhe wirkt Stress abbauend.

4. Entspannung – Finden Sie Ihren persönlichen Weg
Erlernen Sie eine Entspannungsmethode (siehe S. 150 ff.), vielleicht sind Qi-Gong-Übungen ein Weg für Sie. Finden Sie für sich heraus, welche Zeitspannen Sie für eine effektive Erholung brauchen. Bedenken Sie: Je länger man auf Stress nicht aktiv reagiert, desto länger werden die notwendigen Erholungsphasen.

- Eine kreative Feierabendgestaltung ist entspannender, als dauernd vor dem Fernseher »abzuhängen«.
- Eine Kurzreise am Wochenende an die See oder in die Berge kann Erholung bringen. Schon die Veränderung des Standorts kann eine andere Sichtweise und Bewertung von Situationen bewirken.

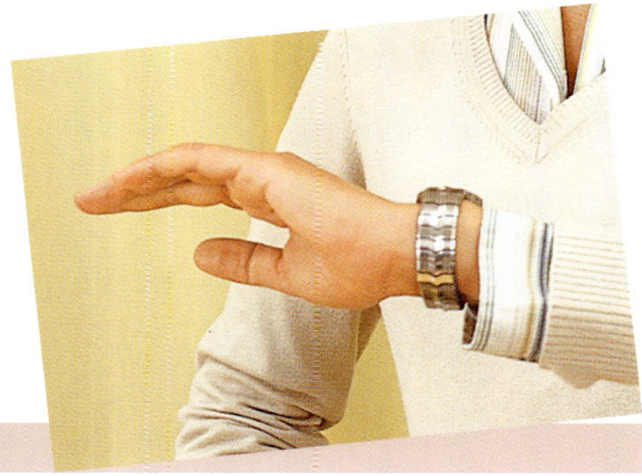

IHRE PERSÖNLICHE CHECKLISTE

Ihrem Antistressprogramm auf der Spur

- ❑ Wenn ich von der Arbeit nach Hause komme, nehme ich mir eine halbe Stunde Zeit, um abzuschalten.
- ❑ Wenn ich an einer herabgelassenen Bahnschranke oder in einer Schlange an der Supermarktkasse stehe, nutze ich die Zeit, um meine Gedanken schweifen zu lassen.
- ❑ Mir gelingt es immer besser, Wichtiges von Unwichtigem zu unterscheiden.
- ❑ Ich delegiere Aufgaben und Verantwortlichkeiten an alle Familienmitglieder.
- ❑ Wenn ich das Gefühl habe, »Dampf ablassen« zu müssen, nehme ich mir die Zeit zum Sporttreiben.
- ❑ Die positiven Seiten des Sports zum Stressabbau habe ich verinnerlicht. Meine Grundeinstellung ist nun positiver.
- ❑ Beim Sporttreiben in der Natur genieße ich wieder mit all meinen Sinnen.
- ❑ Anstatt mich zu ärgern, bin ich in Stresssituationen viel gelassener.
- ❑ Mir gelingt es, mich für Dinge einzusetzen, die ich auch ändern kann. Ich vergeude keine Kraft und Zeit für Dinge, die ich nicht ändern kann.
- ❑ Ich schaffe es häufiger, »Nein« zu sagen, beispielsweise wenn ich am Wochenende lieber in Ruhe ein Buch lesen möchte, anstatt schon wieder auf eine Party zu gehen.
- ❑ Wenn ich mehr für mich tue, profitieren auch mein(e) Partner/in und meine Kinder davon. Ich gehe mit mehr Gelassenheit an Aufgaben heran.
- ❑ Wenn ich mein Gehtempo verlangsame, verliert sich die Hektik meines (Arbeits-)Alltags.

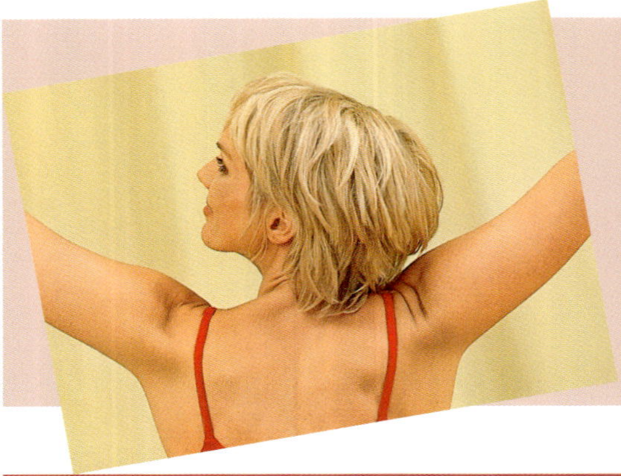

Sensibilitäts- und Programmierphase – selbst etwas tun

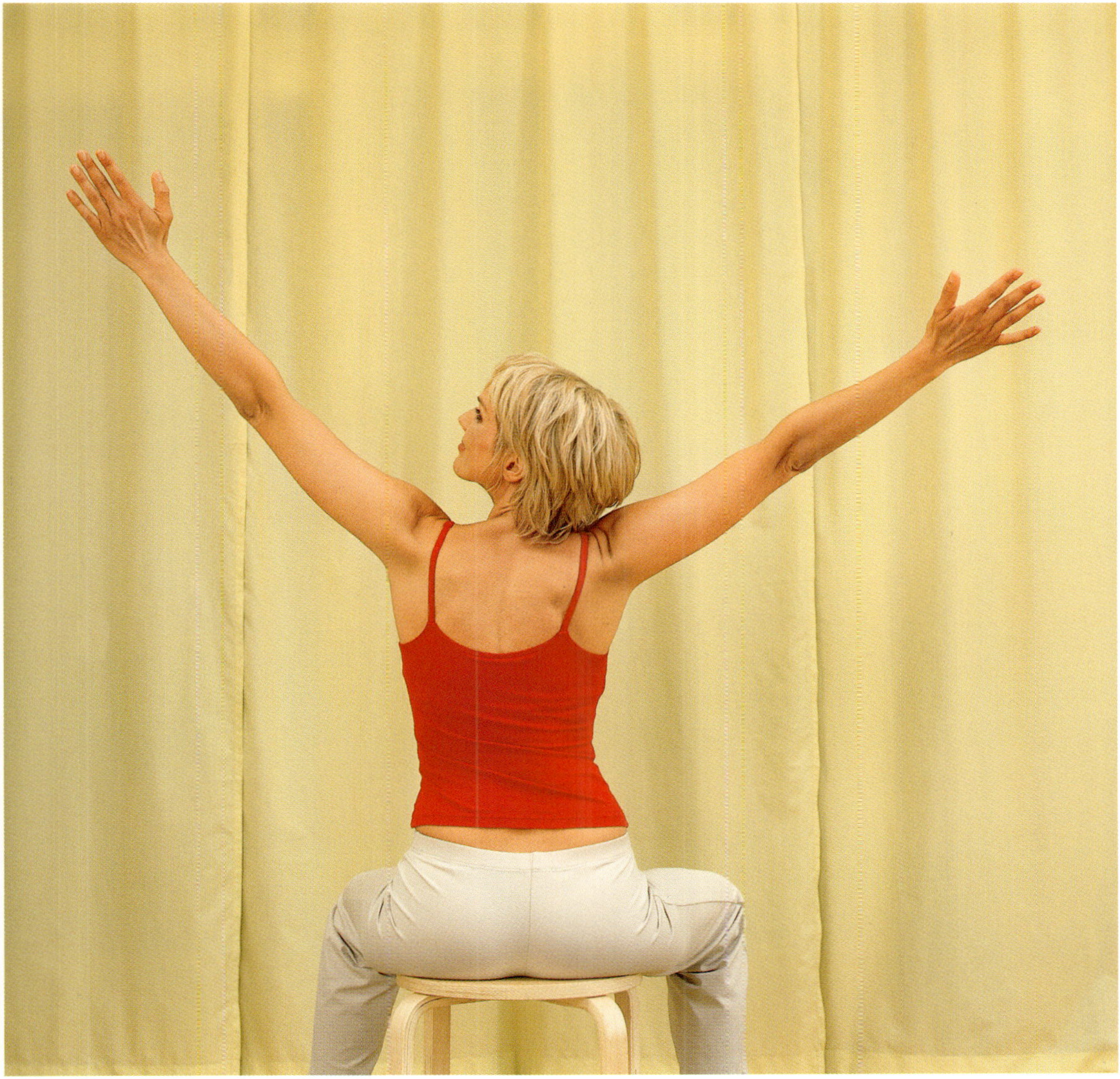

Wozu Körperwahrnehmung?

»Selbstwirksamkeit« ist trainierbar

Gesundheit hängt auch mit der Fähigkeit zusammen, sich zu erhalten, zu genesen. In der Wissenschaft ist seit längerem bekannt: Wer eine hohe »Selbstwirksamkeit« besitzt, bleibt eher gesund. Selbstwirksamkeit als Überzeugung, selbst etwas für sich tun zu können, ist trainierbar! Ein gutes Körperwahrnehmungsvermögen ist dafür die beste Voraussetzung. Mit einer guten Körperwahrnehmung verfügt das körper-seelische System »Mensch« über zwei wichtige Fähigkeiten: die Fähigkeit zur Selbstdiagnose und die Fähigkeit zur Selbstheilung bzw. Regeneration.

Die Körperwahrnehmung

Körperwahrnehmung ist die gerichtete Aufmerksamkeit auf den eigenen Körper. Man versucht, sich selbst »von innen« zu beobachten und Bewegungen nachzuspüren. So lernt man, den Körper ökonomisch und »Material schonend« (seinem funktionellen Gebrauch nach) einzusetzen. Ein Beispiel: Würden wir beim Joggen den Schultergürtel und das Becken bewusster und ihrer Funktion nach nutzen, würden wir nicht nur leichter, sondern auch ohne zusätzliche Anstrengung und Training länger joggen können. Hier spielt die Bewegungsökonomie eine große Rolle und diese würden wir durch eine bessere Körperwahrnehmung viel schneller erreichen und umsetzen können.

Ohne Training des Körperwahrnehmungsvermögens:

- ist eine *Verhaltensänderung* nicht möglich! Die Haltungs- und Bewegungskorrekturen, die Ihnen von uns oder anderen Therapeuten gegeben werden, können nicht in den Alltag übertragen werden. Sie bleiben so auf die direkte Rückmeldung des Therapeuten angewiesen. Damit werden auch weiterhin bei vielen Alltagsverrichtungen die falschen Muskeln eingesetzt und der Nacken wird zwangsläufig weiterhin unnötig belastet.

- werden *psychophysische Warnsignale nicht frühzeitig genug wahrgenommen*. Stellen Sie sich vor, Sie sitzen schon vier Stunden am PC. Sie wollen diese Arbeit aber unbedingt fertig machen. Eine gute Körperwahrnehmung wäre jetzt Garant dafür, dass Ihnen bei falscher oder belastender Kopf- und Schultergürtelhaltung Signale gegeben werden: Sie spüren die aufkommenden Verspannungen mit einer besseren Körperwahrnehmung frühzeitig und haben die Chance, darauf zu reagieren. So können Sie nicht nur Verspannungen verhindern, sondern verbessern auch Ihre Konzentrations- und Leistungsfähigkeit.
- werden sowohl *schädliche Überforderungen als auch schwächende Unterbelastungen nicht registriert*. Die Bedürfnisse des Körpers werden nicht angemessen wahrgenommen und interpretiert. Ein Beispiel: Sie haben acht bis neun Stunden Büroarbeit hinter sich. Der Chef war stressig, die Mitarbeiter hatten schlechte Laune und Sie müssen heute Abend auch noch bügeln. Verständlich, dass Sie sich eher überfordert als motiviert fühlen, noch eine Runde zu walken. Bei einer guten Körperwahrnehmung würde aber Ihr Körper genau das von Ihnen fordern und Sie hätten auch noch Lust dazu, weil Sie sich auf das Gefühl »danach« freuen. Anschließend würde Ihnen sogar das Bügeln leichter fallen.
- kann die wesentliche psychische Gesundheitsressource »Selbstwirksamkeit« nicht ent-

Wissenschaftlich nachgewiesen: »Walking macht positiv.«

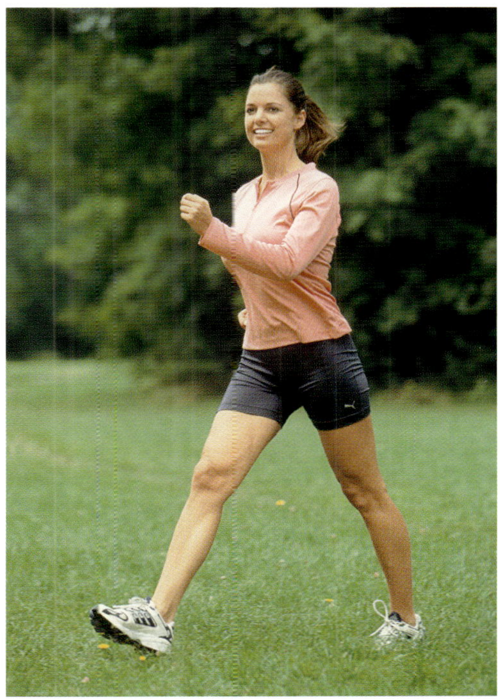

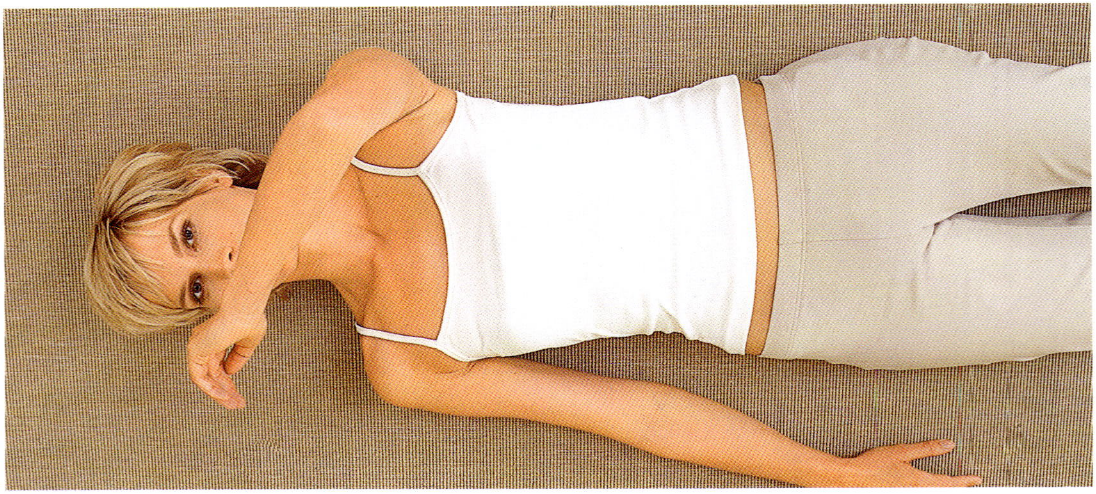

Eine sehr ökonomische und gelenkschonende Art und Weise, den Arm über Kopf zu heben.

sprechend ausgeschöpft werden. Erst wenn Sie in sich hineinfühlen können, wird es Ihnen möglich sein, Veränderungen zu bewirken und diese dann auch wahrzunehmen. Dann werden Sie davon überzeugt sein, dass Sie Ihr Wohlbefinden auch selbst in die Hand nehmen können.

Wir helfen Ihnen über eine bessere Körperwahrnehmung,

- *Gewohnheiten zu erkennen und schonende Alternativen zu finden.* Wir nutzen unsere Wahlmöglichkeiten zu wenig, weil wir nichts von ihnen wissen! Ein Beispiel für »gewohnte« Gefühle: Falten Sie Ihre Hände wie gewohnt. Jetzt wird entweder der linke oder der rechte Daumen oben liegen. Wenn Sie die Hände noch einmal öffnen und anschließend die Finger so verschränken, dass der andere Daumen oben liegt, wird das ein eigenartiges (Körper-)Gefühl für Sie sein. Ein anderes Beispiel, um Ihnen die »ungenutzten Wahlmöglichkeiten« vor Augen zu führen, beginnt mit der Frage an Sie: Auf welche Weise heben Sie Ihren Arm nach oben Richtung Decke? Wahrscheinlich werden Sie ihn relativ gestreckt nach vorne oben heben. Sie könnten ihn aber auch an der Seite nach oben oder sogar – und das ist die einfachste und gelenkschonendste Art – eng am Körper entlang in einem Rundbogen nach oben »streichen« lassen (siehe Foto links). Wären Sie selbst darauf gekommen?

- *geschmeidigere und funktionalere Bewegungen von schweren, anstrengenden Bewegungen unterscheiden zu lernen.* Eine Bewegung ist dann vollständig und funktional erlernt, wenn sie fließend und leicht, ohne unnötige Anstrengung ausgeführt werden kann und man sich jeden Punktes der Bewegung bewusst ist. Es stellt sich ein Gefühl der Leichtigkeit ein, das verstärkend wirkt und ein positives Körpergefühl hinterlässt.

! Zusammenfassung

Körperwahrnehmungsübungen bei Nacken-, Kopf- und Schulterbeschwerden:

- **konkretisieren das Bild vom eigenen Körper durch Bewusstmachung der Oberflächen- und Tiefensensibilität;**
- **verbessern die Orientierung am Körper;**
- **fördern die Fähigkeit, muskuläre Spannungen auszugleichen;**
- **tragen zur psychosomatischen Entspannung und Regeneration bei;**
- **öffnen Wege zur Schmerzbewältigung;**
- **regulieren den unbewussten Atemrhythmus;**
- **stimulieren die Gleichgewichtsreaktionen;**
- **aktivieren die Aufrichtekräfte;**
- **sensibilisieren das Gefühl für eine jeweils angepasste Haltung.**

Wie funktioniert Körperwahrnehmung?

Die Arbeit unserer Sinnesorgane

Körperwahrnehmung beruht auf der Arbeit unserer Sinnesorgane, den so genannten Rezeptoren. Die bekanntesten sind selbstverständlich unsere Augen, die Ohren oder auch unser Geschmackssinn. Weniger bekannt sind uns die Rezeptoren der Haut, der Sehnen, der Bänder und auch der Gelenke. Je nach Rezeptortyp melden sie uns die Temperatur an der Haut, den Druck auf das Gelenk, den Schmerz an den Bändern, die Spannung und auch die Dehnung am Muskel. Die Rezeptoren nehmen Reize auf, die im Gehirn oder im Rückenmark verarbeitet und dann mit Bewegung oder Haltung (Muskulatur) beantwortet werden.
Der dominanteste Rezeptor ist der optische. Er ist auch einer der Gründe, warum unser Körperwahrnehmungsvermögen mit der Zeit

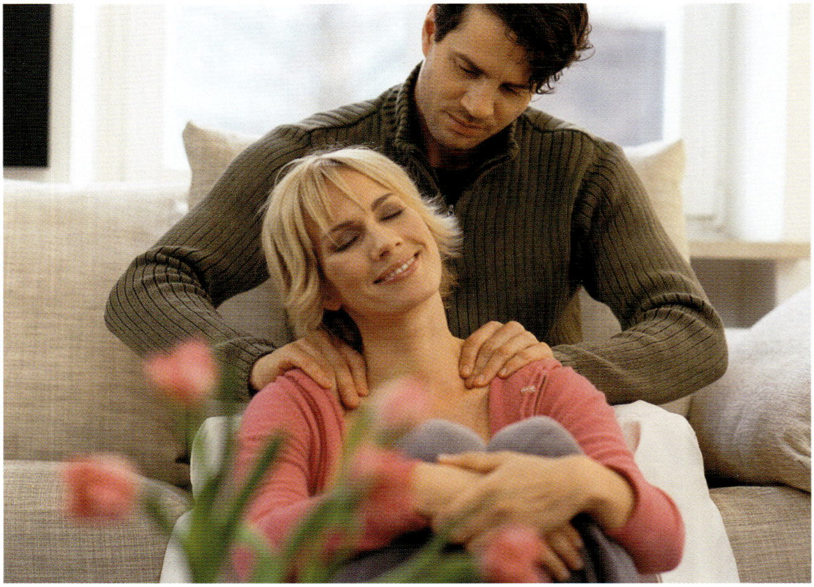

Eine Massage kann zur Vorbereitung für das Training der Körperwahrnehmung dienen.

! *Schon gewusst?*

- **Um eine neue Bewegung zu lernen oder auch um zu lernen, für die gleiche Bewegung andere Muskeln einzusetzen, braucht unser Nervensystem eine ganz bestimmte Aufforderung – eine ganz bestimmte Reizintensität.**
- **Wenn der Reizimpuls wirksam sein soll, muss er mindestens $^{1}/_{40}$ der gesamten vom Nervensystem zu verarbeitenden Reizintensität betragen.**
- **Damit unsere Schaltzentrale weniger Grundreize verarbeiten und die Reizintensität daher geringer sein kann, erarbeiten wir neue Programme oft im Sitzen oder Liegen.**

verkümmert. Wir verlassen uns viel zu oft nur auf das, was wir sehen, und viel zu selten auf das, was wir fühlen.

Stellen Sie sich auf die Probe

Lassen Sie sich von Ihrer Kollegin oder Ihren Kindern mit den Fingern verschieden viele Druckpunkte gleichzeitig auf den Rücken setzen und raten Sie, wie viele Finger jetzt auf Ihrem Rücken Druck geben. Wenn Sie von zehn Versuchen mindestens siebenmal richtig geraten haben, ist es um Ihre Körperwahrnehmung im Rückenbereich gar nicht so schlecht bestellt.

Haben Sie gemerkt, wie schwer es fällt, die genaue Fingeranzahl zu spüren? Wenn wir mit Ihnen die Körperwahrnehmung trainieren, dann wollen wir diese »verschütteten« Sinneswahrnehmungen und Übermittlungswege zwischen Muskel und Gehirn (neuromuskuläre Verarbeitungsstrategien) wieder beleben bzw. neu erlernen.

Von diesen sensorischen und neuromuskulären »Ausfällen« – man könnte es auch »sensomotorische Amnesie« nennen – sind vor allem Körperteile betroffen, die von uns optisch nicht oder nur indirekt wahrgenommen werden. Dazu gehört unsere ganze Körperrückseite, vor allem der Rücken und der Nacken.

Jede Bewegung beginnt im Kopf

Reaktionen bei guter Körperwahrnehmung

Wir wollen früher und differenzierter wahrnehmen können, was uns nicht gut tut. Das müssen wir lernen. Dann sind wir auch in der Lage frühzeitiger Anti-Schmerz-Maßnahmen einzuleiten.
Ein Beispiel: Sie sitzen weit vorne im Kino und müssen den Kopf stark anheben und die Halswirbelsäule überstrecken, um auf die Leinwand zu sehen. Diese Situation kennen Sie mit Sicherheit auch von lange andauernder PC-Arbeit: Der Rücken wird rund, Sie werden dadurch »kürzer« und das Kinn wandert nach oben, um die Augenhöhe zu halten. Bleiben wir aber bei dem Kinobeispiel: Wie reagieren Sie jetzt bei einem guten Körperwahrnehmungsvermögen?

Schritt 1: Der Reiz → Sie halten Ihren Kopf über längere Zeit in einer ungünstigen Position.

Schritt 2: Die Rezeptoren → Die Rezeptoren in der Halswirbelsäule und in den angrenzenden Muskeln registrieren *frühzeitig* eine hohe Biegespannung.

Schritt 3: Zum Gehirn leitende Nervenbahnen und Nervenzellen → Die »Telefonleitungen« und Schaltzentralen leiten den Reiz »Nackenbelastung« an das »Management« (Gehirn bzw. Rückenmark) jetzt *viel schneller* weiter. Entsprechend früher wird Ihnen Ihre Kopfhaltung unangenehm bewusst.

Schritt 4: Gehirn/Rückenmark → Das »Management« kann jetzt differenzierter entscheiden: Unproduktive und unnötige Muskelanstrengung wird aufgespürt und »ausgesiebt«. Der Befehl für effektivere Bewegungen bzw. Haltungen wird ausgesendet. Sie reagieren mit dem Gedanken *»Ich muss etwas ändern.«*

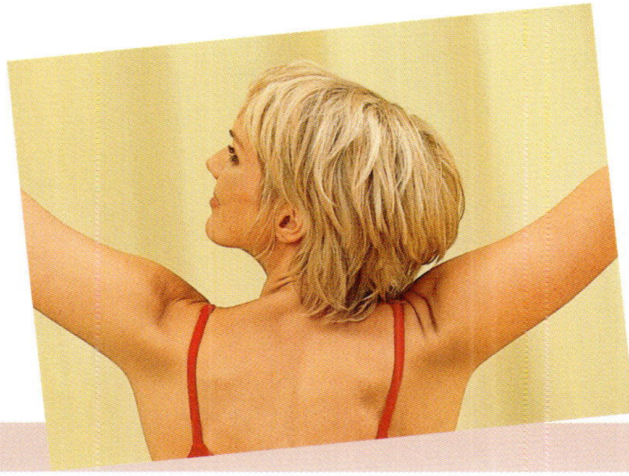

Schritt 5: Zu den »Organen« leitende Nervenbahnen und Nervenzellen → Die »Telefonleitungen« und Schaltzentralen, leiten den Befehl »Nackenentlastung« an die betroffene Muskulatur und die betroffenen Gelenke (Wirbel) jetzt *viel schneller* weiter.

Schritt 6: Ausführende »Organe« (Muskeln, Gelenke, Bänder, Sehnen) → Sie korrigieren Ihre Sitzposition so, dass Ihre Halswirbelsäule und damit Ihr Nacken entlastet wird. Möglicherweise haben Sie auch das Bedürfnis, Ihrer Nackenmuskulatur eine kurze Bewegungspause zu gönnen und bewegen Kopf und Schultern, um wieder frisches Blut an die verspannte Muskulatur zu pumpen.

Auf alle Fälle ist das Resultat der Schritte 1 bis 6 ein ökonomischer und funktioneller Bewegungsvollzug bzw. eine ideale und vor allem frühzeitige Reaktion auf die belastende Situation! So sind Sie selbst nicht nur in der Lage, die Situation frühzeitig zu diagnostizieren, sondern auch angemessen darauf zu reagieren, um Schmerzen zu vermeiden.

! *Schon gewusst?*

- **Untersuchungen auf dem Gebiet der Neurophysiologie haben gezeigt: Für unser Gehirn ist es unmöglich, sensorische Unterscheidungen zu treffen, die für eine Verbesserung unserer neuromuskulären Organisation nötig sind, wenn unsere Muskulatur zu stark beansprucht wird.**
- **Die konventionelle Kräftigungs- und auch Ausdauergymnastik schränkt die Fähigkeit unseres Gehirns ein, im Sinn unseres Körpers, »funktionellst« zu arbeiten.**
- **Wird ohne größere Anstrengung und bewusst gearbeitet, ist unser Gehirn frei, wichtige sensorische Unterscheidungen zu treffen. Das ermöglicht neues Lernen und damit ökonomischere Bewegungen.**

Der Kopf belastet den Nacken

Die typische ungesunde Sitzhaltung

Sie sitzen im Auto, im Büro oder auch zuhause am Fernsehen. Sie sitzen lange und je länger Sie so sitzen, desto mehr kippt Ihr Becken nach hinten ab und der Rücken wird rund. Die Kopfhaltung, die sich jetzt zwangsläufig ergibt, könnte man auch bildhaft als »Geierstellung« bezeichnen: Das Kinn wandert nach vorne und oben, die Halswirbelsäule ist überstreckt und die gesamte Gelenkbalance geht verloren. Aus dieser dauerhaften Haltearbeit von Muskeln, Knochen und Knorpeln der Halswirbelsäule ergeben sich Verspannungen, Abnutzungen, Blockaden und nervöse Störungen bis hin zu einer Balanceverschiebung des gesamten Schultergürtels. Medizinisch heißt dies Cervicocranialsyndrom. Zuerst spürt man die Beschwerden am mittleren oberen Winkel des Schulterblatts. Später ziehen sie dann bis in den Nacken und können ausgesprochen starke Kopfschmerzen auslösen. Wer kennt sie nicht? Die sich langsam hochziehenden Druckgefühle, die den Kopf am Schluss in einen Schraubstock zu spannen scheinen. Hier heißt es dann unbedingt: bewegen, zwischendurch mit einem heißen, feuchten Nackenhandtuch oder gleich in der Badewanne entspannen und anschließend vorsichtig dehnen.

Eine typisch »verfallene« Körperhaltung nach langer Sitzdauer: die Geierstellung.

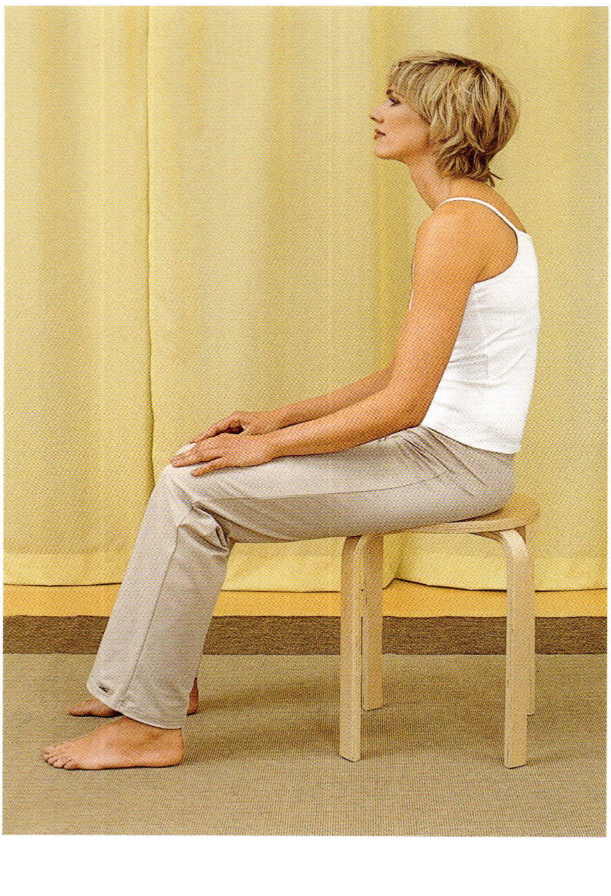

Was Sie gegen diesen Haltungsverfall tun können

Schritt 1: Schauen Sie sich Ihren Arbeitsplatz hinsichtlich besonderer »Haltungsfallen« an. Dazu geben wir Ihnen im Kapitel »Automatisationsphase – Alltag unter der Lupe«, ab S. 88, Hinweise.

Schritt 2: Um dieser Kettenreaktion »Beckenabkippung nach hinten – Rundrücken – Überstreckung in der Halswirbelsäule« vorzubeugen, setzen Sie sich häufiger und mit zunehmender Dauer auf ein Ballkissen. Dadurch bleibt nicht nur Ihr Becken, sondern Ihre gesamte Wirbelsäule in Bewegung. Keine Position ist dauerhaft und somit kann auch Ihr Kopf auf der Wirbelsäule aktiv balancieren. Sie sitzen dann nicht mehr passiv und überlassen Ihre Haltung Ihren Bändern und Gelenken, sondern betreiben regelrechtes Muskeltraining im Sitzen.

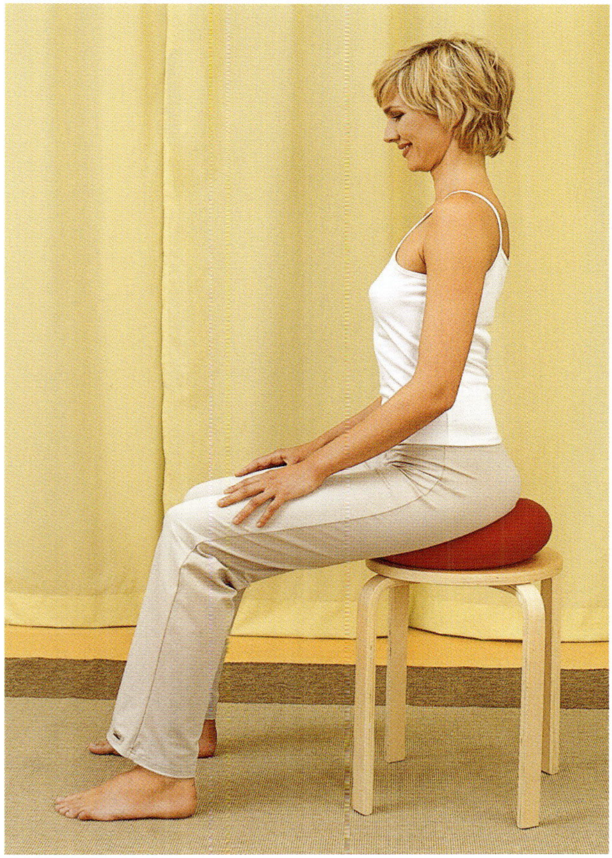

Dynamisches Sitzen mit häufig wechselnder Position ist das Geheimnis des gesunden Sitzens.

Aber Achtung! Sitzen Sie zu Anfang immer nur maximal 15 Minuten lang auf dem Ballkissen. Machen Sie dann wieder eine längere Pause und wiederholen Sie Ihr aktives Sitzen etwa 4-mal pro Arbeitstag. Vielleicht werden Sie sogar eine Art Muskelkater feststellen, da die Beanspruchung für Sie ungewohnt ist. Lassen Sie aber nicht nach, sondern geben Sie sich 4 Wochen Zeit. Sie werden spüren, wie nicht nur der Nacken, sondern der gesamte Rücken davon profitiert und gleichzeitig Ihre Konzentrationsfähigkeit steigt.

Schritt 3: Mit zusätzlichen kleinen Übungen im Sitzen können Sie Ihre spezielle Nackenhygiene betreiben und unglaublich gute Effekte erzielen. Stellen Sie sich also Ihr individuelles kleines Nackenprogramm (3 bis 5 Übungen) für den Arbeitsplatz aus unseren Übungsvorschlägen zusammen. Kopieren Sie sich die Übungsbeschreibungen aus dem Buch und befestigen Sie diese so an Ihrem Arbeitsplatz, dass Ihr Blick bei aufrechter Rücken- und Kopfhaltung direkt darauf fällt. Sobald Sie den Eindruck haben, dass Sie den Kopf leicht anheben müssen, um die Ausführungen zu lesen, ist es höchste Zeit für die Übungen.

Beginnen wir mit einer Übung, die Ihre Drehfähigkeit in Brust- und Halswirbelsäule wiederherstellen soll. Um Ihnen den Erfolg gleich zu demonstrieren, sollten Sie zu Anfang einen kleinen Beweglichkeitstest durchführen.

Test

- Stellen Sie sich aufrecht hin und bleiben Sie auch anschließend bei der folgenden »Eulen-Übung« genau so stehen.
- Drehen Sie sich mit Ihrem Oberkörper und dem Kopf soweit wie möglich zuerst nach links und danach nach rechts und merken Sie sich, was Sie gerade noch so aus den Augenwinkeln heraus sehen können.
- Nach der »Eulenübung« führen Sie an gleicher Stelle noch einmal den gleichen Test aus – und Sie werden erleben, um wie viel weiter Sie dann sehen können!

Die Eule

Sie stehen aufrecht an gleicher Stelle wie beim vorangegangenen Test. Die linke Hand liegt auf der rechten Schulter. Die Übung besteht aus drei Phasen und jede Phase wird etwa 3-mal wiederholt. Zwischen jeder Phase kehren Sie zur Ausgangsposition zurück. Die Hand bleibt die ganze Zeit über auf der rechten Schulter liegen.

Phase 1: Drehen Sie sich soweit wie möglich nach rechts auf und anschließend wieder zurück. 3-mal wiederholen.

1 **Phase 2:** Drehen Sie sich soweit wie möglich nach rechts und bewegen Sie jetzt nur Ihren Kopf wieder in die Ausgangsstellung zurück. 3 Drehbewegungen mit dem Kopf durchführen.

Phase 3: Drehen Sie sich soweit wie möglich – auch mit dem Kopf – nach rechts und bewegen Sie dann nur Ihre Augen von links nach rechts. Augen 3-mal nach links und 3-mal nach rechts bewegen.

Wiederholen Sie jetzt noch einmal den Test, den Sie vor der »Eule« durchgeführt haben und beurteilen Sie selbst, ob sich etwas an Ihrer Drehbeweglichkeit getan hat. Wie weit können Sie jetzt drehen und sehen?

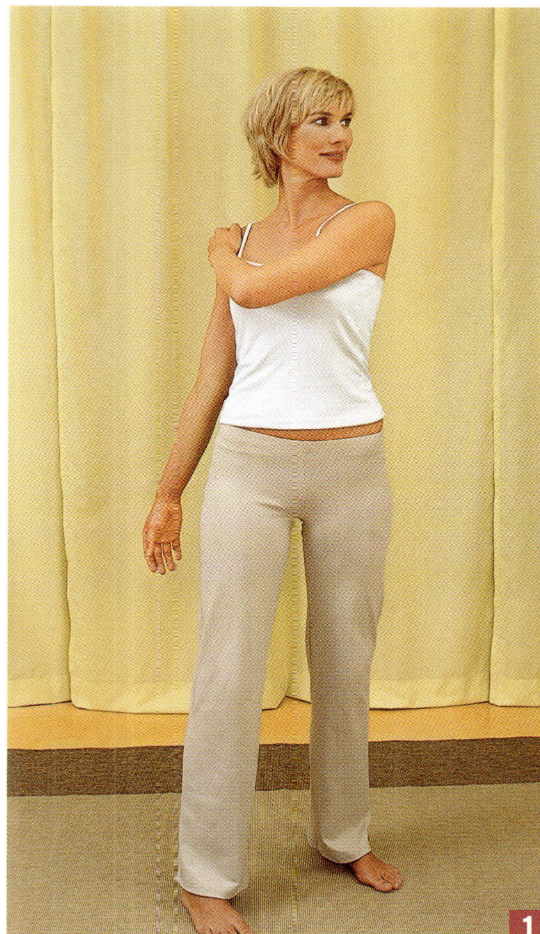

1

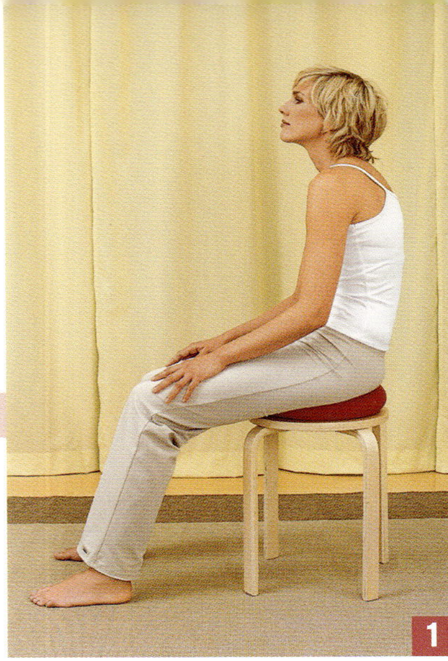

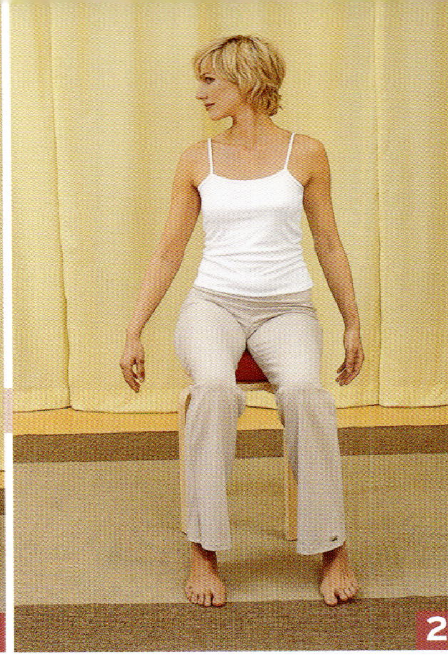

In der folgenden Übung »Kamelreiten« wird die gesamte Wirbelsäule mit einbezogen. Denn das Becken beeinflusst die Kopfsteuerung und die Kopfsteuerung beeinflusst die Körperhaltung des oberen Rumpfes. Wie ein Mosaik setzen wir jetzt Bewegungen zusammen, die das Nervensystem stimulieren, Ihre Bewegungsweite vergrößern und die Durchblutung fördern sollen. Diese Bewegungen werden Ihnen vielleicht nicht ganz leicht fallen, weil sie Ihnen unharmonisch vorkommen. Versuchen Sie, sich zu konzentrieren und die Bewegungen wie beschrieben durchzuführen.

Wenn Sie den auf S. 62 vorgestellten Test noch nicht ausgeführt haben, dann können Sie ihn auch vor diese Übung setzen, um Veränderungen festzustellen. Möglicherweise reagieren Sie persönlich auf diese Übung noch effektiver als bei der »Eule«.

Kamelreiten

Sie sitzen aufrecht auf Ihrem Ballkissen auf einem Stuhl.

Bewegung 1: Bewegen Sie Ihr Becken vor und zurück, so dass Sie einmal rund und einmal sehr aufrecht sitzen. Wiederholen Sie diese Bewegung 6- bis 10-mal.

1 **Bewegung 2:** Wenn Sie das Becken jetzt nach hinten abrollen, heben Sie gleichzeitig den Kopf an, und wenn das Becken nach vorne kippt, senken Sie den Kopf zur Brust. 6- bis 10-mal wiederholen.

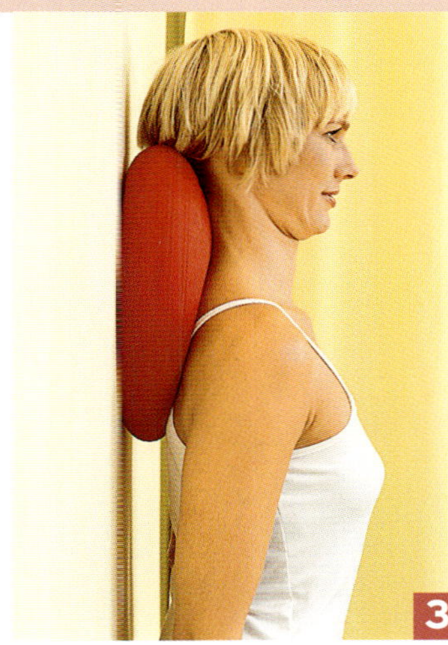
3

Bewegung 3: Kippen Sie das Becken nun nach links und rechts ab. Wiederholen Sie auch diese Bewegung 6- bis 10-mal.

Bewegung 4: Wenn Sie das Becken nach links abkippen lassen, drehen Sie den Kopf nach rechts – und nach links, wenn das Becken nach rechts abkippt. Auch dies 6- bis 10-mal wiederholen.

2 **Bewegung 5:** Führen Sie die Bewegung 4 erneut aus und bewegen Sie dabei zusätzlich die Augen nach rechts, wenn der Kopf nach links dreht – und umgekehrt. Achtung: Hier bitte nur maximal 4 Wiederholungen pro Seite ausführen.

Huhn und Giraffe

Dies ist eine Übung, die der Alltagsbewegung entgegensteuern und ein funktionales Bewegungsmuster stimulieren soll. Sie stehen aufrecht an einer Wand und halten das Ballkissen mit dem Hinterkopf und dem oberen Schulterbereich an der Wand fest.

3 **Bewegung 1:** Jetzt nehmen Sie den Kopf gerade zurück (»das Huhn«) und schieben ihn anschließend weit nach oben, so dass der Nacken lang wird (»die Giraffe«). Diese Bewegung nach hinten und oben wiederholen Sie 6- bis 10-mal.

Rattern

Bei dieser Übung – mit der gleichen Ausgangsposition wie bei »Huhn und Giraffe« (das Ballkissen liegt jetzt eher etwas tiefer, am Schulterblattbereich) – geht es um die Mobilisation und Durchblutung des Schulterbereichs.

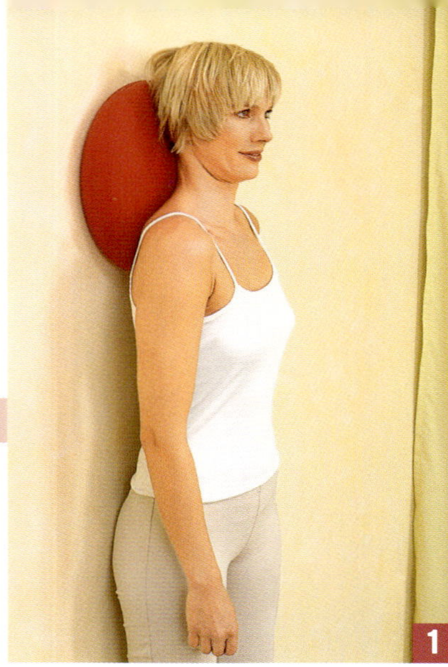

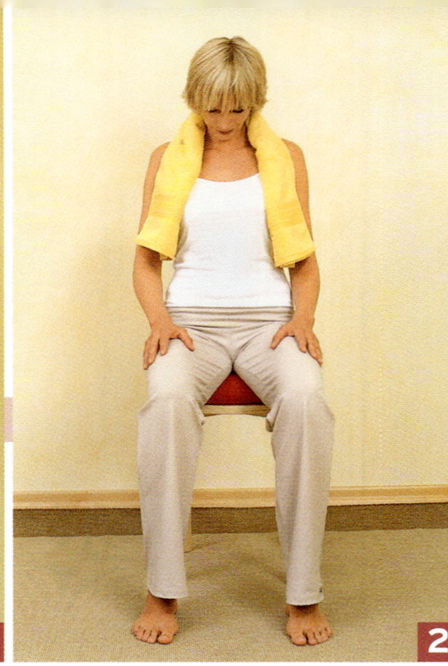

1 Langsam beginnend drücken Sie im Wechsel einmal die rechte, dann die linke Schulter nach hinten in das Kissen hinein. Dabei werden Sie immer schneller.
Das Ziel ist ein beinahe unkontrolliertes »Rattern«. Sie schütteln sozusagen Ihre Schultern bewusst aus. Die Arme bleiben während dieser Übung immer passiv, sie werden nur durch die Schulterschüttelungen mitbewegt.

Entspannung durch Atmung

Bei dieser Übung können Sie sich zusätzlich belohnen: Legen Sie etliche Zeit vor der Durchführung ein Handtuch auf einen warmen Heizkörper oder erwärmen Sie das Tuch in heißem Wasser und wringen es dann aus. Anschließend legen Sie es sich während der Übung zusammengerollt hinten in den Nacken.

2 Sie sitzen aufrecht auf dem Ballkissen und recken den Scheitel in »Giraffenposition« nach oben zur Decke. Gleichzeitig ziehen Sie die Schultern nach unten Richtung Becken und atmen dabei ein.
Lassen Sie jetzt wieder etwas locker – allerdings ohne dabei zusammenzusacken –, senken Sie den Kopf, bewegen Sie das Kinn zum Brustbein und atmen Sie dabei tief aus. Der Rücken bleibt gerade und die Schultern ziehen nach unten.
Wiederholen Sie diesen Atemzyklus so oft, wie er Ihnen gut tut.

Die Arme belasten den Nacken

Das Cervicobrachialsyndrom

Nicht nur die Kopfhaltung kann den Nacken quälen. Auch Arm- und Schultergürtelbewegungen spielen eine große – unserer Erfahrung nach – sogar die wichtigste Rolle bei Nackenverspannungen und den daraus resultierenden Beschwerden. Das so genannte Cervicobrachialsyndrom findet hier häufig seine Ursache. Abhängig davon, ob eher der obere Bereich der Halswirbelsäule oder der untere Bereich gereizt wird, ist die Schmerzlokalisation unterschiedlich. Eine Störung im sechsten Halssegment beispielsweise kann zu Sensibilitätsstörungen oder Schmerzen führen, die von der Schulter über den Ellbogen (Speichenseite) bis zu Daumen, Zeige- und Mittelfinger ziehen.
Etwas weiter unten an der Halswirbelsäule werden dagegen Schmerzen ausgelöst, die über die Ellenseite des Ellbogens bis zum Ring- und Kleinfinger ausstrahlen. Wenn ganz unvorhergesehen und plötzlich Schmerzen am Ellbogenrand beim Aufdrehen eines Marmeladenglases auftreten, könnte die Ursache dafür in diesem Abschnitt der Halswirbelsäule liegen.

Zwischen Hals, Nacken und Arm bestehen also enge Verbindungen. Und eine wesentliche Ursache für viele Beschwerden liegt in der falschen Handhabung der Arm- und Schulterblattbewegungen.

Warum? Unsere dominierende Arbeitshaltung – sei es im Büro, bei der Hausarbeit oder auch beim Basteln oder Lesen – ist dadurch gekennzeichnet, dass wir mit den Armen vor dem Körper agieren. Wenn wir die Arme nach vorne bringen, passiert das aber nicht nur im Schultergelenk.

Eine Fehlansteuerung, die wir uns im Lauf der Zeit angeeignet haben, führt dazu, dass das Schulterblatt kaum mehr rotiert, sondern fast ausschließlich nur nach oben angehoben wird (siehe Abb. auf S. 68). Das aber bringt einen vermehrten Einsatz der Brust- und Nackenmuskeln mit sich.

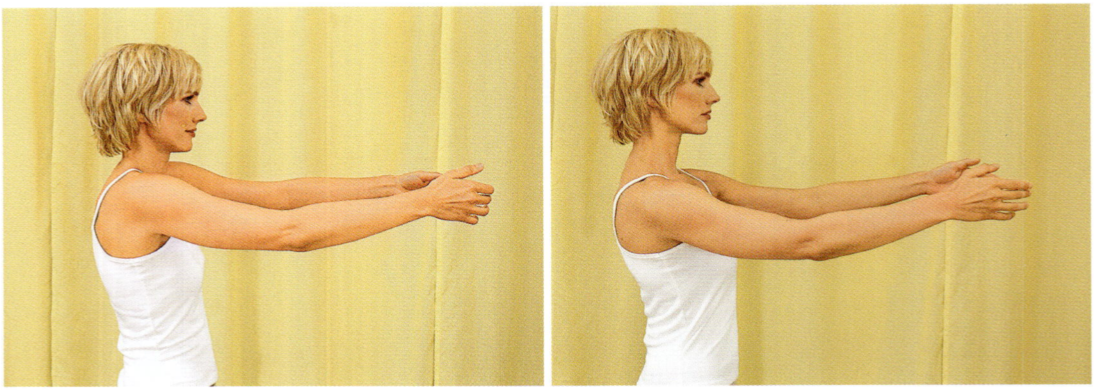

Links: Durch Fehlansteuerung wird der Nacken belastet. Rechts: der richtige Einsatz der Schulterblattmuskeln beim Anheben der Arme

Um das zu vermeiden, müssten jetzt diejenigen Muskeln zum Einsatz kommen, die die Schulterblätter während der Armbewegungen nach unten und zur Wirbelsäule ziehen (siehe Abb. S. 23). Dadurch würde die Nackenmuskulatur entlastet und die Aufrichtung des gesamten Oberkörpers gewährleistet. Diese Fehlprogrammierung oder auch muskuläre Fehlansteuerung verursacht Ihnen die Schmerzen und uns Therapeuten die Arbeit. Dieses unausgewogene Zusammenspiel zwischen Arm- bzw. Schultergelenkbewegung und Schulterblattmuskeln macht uns zu schaffen. Wenn Sie z. B. am PC sitzen, bräuchten die Schulterblätter nicht mitbewegt zu werden, und doch ist es so, dass schon bei den kleinsten Arm- und Handbewegungen immer wieder die Nacken- und Brustmuskeln mitbeansprucht werden.

Fazit

Die Nackenmuskeln sind verspannt und die Schulterblattmuskeln zu schwach.
Die Brustmuskeln werden zu dominant eingesetzt und die Muskeln zwischen den Schulterblättern fast überhaupt nicht.

Wenn jetzt noch zusätzlich ein verstärktes Brustmuskeltraining (beispielsweise so genannte Butterfly-Übungen im Fitnessstudio) betrieben wird und der gesamte Schultergürtel dadurch nicht nur nach vorne, sondern auch zwangsläufig über die Nackenmuskeln nach oben gezogen wird, bietet sich dem Therapeuten ein Bild der total gestörten »Nackenbalance«.

Was also tun?
Wir müssen das Zusammenspiel von Nacken-, Schulterblatt- und Schultergelenksmuskeln neu programmieren. Das Idealmuster sieht folgendermaßen aus:
In dem Moment, in dem wir die Arme nach vorne anheben, versuchen die Schulterblattmuskeln, die Schulterblätter nach unten Richtung Becken und an die Wirbelsäule zu fixieren (siehe Abb. S. 68). Gleichzeitig bleiben die Nackenmuskeln fast »arbeitslos«. Erst wenn die Arme von Schulterhöhe an über den Kopf gehoben werden müssen, spielen die Nackenmuskeln eine wichtige Rolle.

! *Schon gewusst?*

- **Patienten mit Nackenverspannungen bekommen häufig den Rat, die Nacken-, Hals- und Brustmuskeln zu kräftigen. Dieser Tipp kommt in den meisten Fällen zu früh und was die Brustmuskeln anbelangt, wäre er auch falsch!**
- **Der erste und wichtigste Schritt ist die Korrektur der Bewegungsabläufe und das richtige funktionelle Zusammenspiel der Nacken-, Schultergelenks- und Schulterblattmuskeln.**
- **Denn wenn sich einmal unökonomische und unfunktionelle Bewegungsabläufe eingeschlichen haben und man trainiert in diesen Bewegungsmustern dann auch noch die Kraft, sind weitere Probleme vorprogrammiert. Letztendlich trainiert man so die Dysbalancen und Verspannungen und nicht das harmonische Zusammenspiel der Muskulatur.**

Die Lösung – Installation der neuen Software

Vom ungünstigen zum idealen Bewegungsmuster

Wir wollen jetzt das ungünstige Bewegungsmuster löschen und das »Idealmuster« installieren. Dazu bedarf es zuerst einmal einer »individuellen Bestandsaufnahme des Bewegungs- und (Ent)spannungsverhaltens der Kopf-Nacken-Schulter-Partie.

Was zur Faltenbildung führt

Beginnen wir bei der Kopfhaltung. Wie entstehen Falten? Falten entstehen sicherlich im Lauf des Alterungsprozesses und entsprechender Veränderungen der Haut. Falten entstehen aber auch dadurch, dass Sie eine ganz bestimmte Bewegung oder Haltung immer wieder durchführen bzw. einnehmen. Lachfalten beispielsweise zeugen von viel guter Laune. Jetzt betrachten Sie doch einmal rundherum Ihren Hals oder noch besser – lassen Sie ihn betrachten. Sie werden »Spuren« entdecken, die vielleicht nur auf einer Seite oder auf einer Seite tiefer als auf der anderen ausgeprägt sind.

Jetzt bewegen Sie langsam Ihren Kopf in bestimmte Stellungen: Kippen Sie ihn etwas nach hinten oder lassen Sie ihn nach vorne fallen. Neigen Sie ihn einmal zur linken und dann zur rechten Seite. Drehen Sie ihn auch mal zur rechten, dann zur linken Seite. Zum Abschluss heben Sie die linke Schulter etwas nach oben und danach die rechte Schulter. Beobachten Sie bei all diesen Bewegungen, wann die Falten sich verstärken. Das sind dann genau die Bewegungen oder Haltungen, die Sie immer wieder gewohnheitsmäßig durchführen bzw. einnehmen. Halten Sie Ihren Kopf also gewohnheitsmäßig leicht nach links gedreht oder geneigt – vielleicht weil Sie an der Kasse sitzen und immer wieder in dieselbe Richtung schauen müssen oder möglicherweise auf dieser Seite schlechter hören. Wenn Ihnen Ihre gewohnheitsmäßigen Bewegungsmuster jetzt etwas klarer sind, dann ist das Ihr erster Schritt zur Veränderung.

Ihr persönliches Ziel: Machen Sie sich jeden Tag mindestens einmal bewusst, dass Sie Ihre Kopf- bzw. Schulterposition verändern sollten.

Um neue Programmierungen vorzunehmen, sollten Sie mit der folgenden Konzentrationsübung beginnen. Gleichzeitig können Sie mit diesem »Spannungstest« die Muskelspannung herabsetzen. Erkennen können Sie das daran, dass sich Ihre Auflageflächen am Boden vergrößern bzw. Hohlräume abflachen (z. B. im Nackenbereich) oder örtlich verändern (z. B. im Bereich des Kopfes). Je größer und flächiger Ihre Auflageflächen und je kleiner und flacher Ihre Hohlräume, umso entspannter liegen Sie auf. Der Boden ist der beste Lehrmeister! Er sagt Ihnen immer objektiv, wie Ihr muskuläres Befinden ist. Der anzustrebende entspannte Zustand ist in der jeweiligen Fragestellung mit Rot gekennzeichnet.

Heben Sie öfter den Kopf und blicken Sie zum Horizont: Das entlastet Ihren Nacken, gibt Ihnen wieder Platz zum Atmen und bessert im gleichen Augenblick Ihre Stimmung!

Der Spannungstest

Legen Sie sich ausgestreckt und flach auf Ihren Rücken, am besten auf den Teppich oder eine Iso-Matte. Die Fragen, die wir Ihnen jetzt stellen, können Sie sich entweder merken und sich selbst stellen oder eine andere Person liest sie Ihnen vor. Geben Sie sich die Antworten aufgrund Ihrer eigenen Wahrnehmung und merken Sie sie sich. Später, nachdem Sie verschiedene andere Übungen absoviert haben, können Sie immer wieder diesen Test durchführen, um festzustellen, ob sich Ihre Auflageflächen und damit Ihr muskulärer Spannungszustand geändert hat.

Die Schultern und Arme

- Wie liegen Ihre Schulterblätter auf: flach, geschmeidig, eckig, starr?
- Haben beide Schulterblätter gleich viel Kontakt mit dem Boden?

- Gibt es eine Schulter, die Sie besonders gerne für das Tragen von Lasten benutzen, egal, ob beim Einkaufen oder auch nur beim Tragen der Handtasche?

Ihr persönliches Ziel: Probieren Sie die nächsten Tage aus, Lasten einmal auf der anderen Seite zu tragen. Stellen Sie fest, ob Ihnen das gelingt und behagt. Wenn nicht, warum nicht? Ist es die reine Gewohnheit? Dann bleiben Sie dran und üben Sie! Treten dagegen Schmerzen auf, lassen Sie dies von einem Therapeuten abklären.

Der Nacken

- Wie viel Hohlraum spüren Sie im Nackenbereich zum Boden hin? Handelt es sich um einen tischtennisballgroßen oder nur um einen **murmelgroßen** Hohlraum?
- Sind Sie »halsstarrig«?
- Sind Sie überlastet?

Der Kopf

- Wo liegt er auf dem Boden auf? Gegenüber der Stirn, der Nase oder dem **Kinn**?
- Wohin geht Ihr Blick: Schauen Sie eher gern wenige Meter vor sich nach unten oder eher **weit nach vorne zum Horizont**?

Sicher können Sie sich vorstellen, dass Nacken und Kopf in ihrer Stellung voneinander abhängen. Ihre Kopfhaltung hängt aber auch stark von Ihrer Blickrichtung ab. Schauen Sie eher gerne wenige Meter vor sich nach unten, wird auch Ihr Kopf und letztlich werden auch die Schultern nach vorne und unten tendieren. Für Ihren Nacken bedeutet das Schwerstarbeit.

Ihr persönliches Ziel: Verändern Sie im Alltag öfter Ihre Blickrichtung und nehmen Sie dabei bewusst Ihren Nacken wahr! Suchen Sie immer einmal wieder nach Ihrer ausgewogenen Kopfhaltung.

Die Neuprogrammierung

Wir versuchen jetzt gemeinsam, in mehreren aufeinander aufbauenden Schritten das neue richtige Bewegungsmuster zu installieren.
Für die kommenden Übungen im Liegen benötigen Sie zwei »Sandsäckchen«, also Waschlappen, die Sie mit ca. 200 Gramm Sand oder Linsen füllen und oben zunähen. Das Nervensystem braucht zur Neuprogrammierung auf der Körperrückseite, die wir ja nicht sehen können, einen zusätzlichen ungewohnten Reiz. Die Sandsäckchen können dabei helfen. Die gleichen Übungen könnten Sie auch im aufrechten Sitz, dann allerdings mit Partner ausführen, der seine Hände auf Ihre Schulterblätter legt.
Legen Sie sich in Rückenlage auf eine Iso-Matte oder noch besser – falls es nicht zu kalt ist – auf den glatten Boden. Die Füße platzieren Sie am besten abgewinkelt auf einen Stuhl. Ihre beiden Schulterblätter liegen direkt auf den beiden Sandsäckchen auf. Führen Sie nun die folgenden Bewegungen durch und denken Sie dabei daran, dass es jetzt darum geht, bei allen Armbewegungen vor dem Körper, die richtigen Muskeln auf der Körperrückseite anzusprechen, um dadurch den Nacken zu entlasten.

Schritt 1

1 **Aufgabe 1:** Die Arme liegen neben dem Körper und sollen jetzt ganz langsam am Boden entlang nach oben über Kopf geschoben werden.

- Auf welcher Höhe verlassen Ihre Schulterblätter die Sandsäckchen?

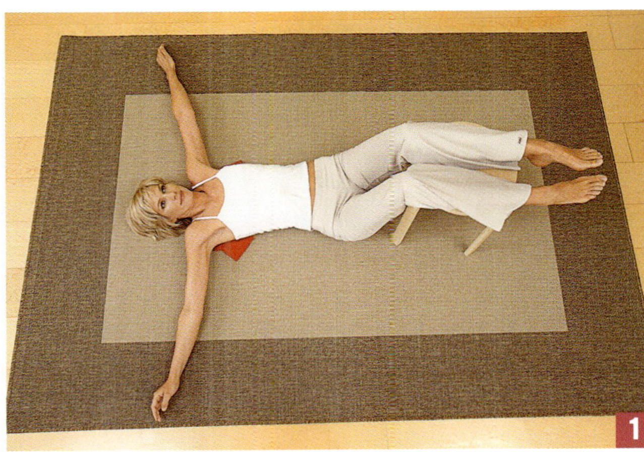
1

74_Sensibilitäts- und Programmierphase

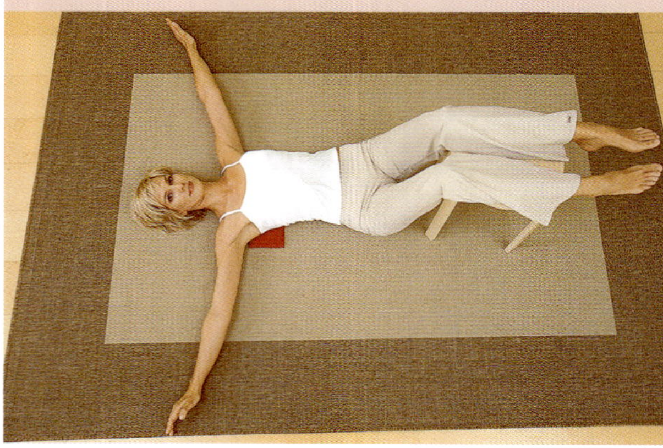

1

- Spüren Sie, ab wann sich Ihr Nacken weiter vom Boden entfernt?
- Spüren Sie, dass sich der Auflagepunkt des Kopfes nach oben verschiebt?
- Spüren Sie, ab wann Ihre Nackenmuskeln mitarbeiten und sich anspannen?

1 **Aufgabe 2:** Führen Sie die gleiche Bewegung noch einmal durch, allerdings mit folgender Zusatzaufgabe: Versuchen Sie, zusammen mit dem Hochschieben der Arme gleichzeitig mit Ihren Schulterblättern die Sandsäckchen abwärts Richtung Becken zu bewegen. Also: Arme hoch und Schulterblätter abwärts!

- Ihre Schulterblätter müssten permanent Kontakt zu den Sandsäckchen haben.
- Ihr Nacken müsste dem Boden eher näher kommen, als sich zu entfernen.
- Der Auflagepunkt des Kopfes müsste sich leicht nach unten Richtung Kinn verschieben.
- Sie spüren vielleicht eher eine Dehnung als eine Anspannung im Nacken? Das ist richtig.

Wiederholen Sie diese Bewegung 5- bis 10-mal und entspannen Sie sich wieder. Alles, was für uns ungewohnt ist, benötigt mehr Konzentrationsleistung und ist auch muskulär sehr anstrengend.

Die meisten Armbewegungen führen wir natürlich nicht an der Seite, sondern vor dem Körper aus. Also reproduzieren wir die Programmierung jetzt mit der Armbewegung vor dem Körper.

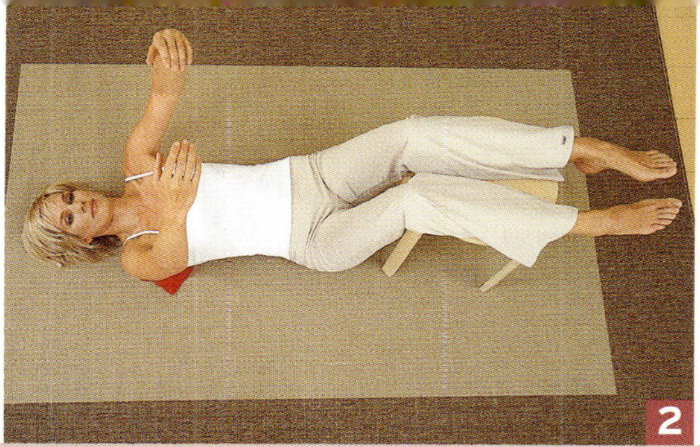

2

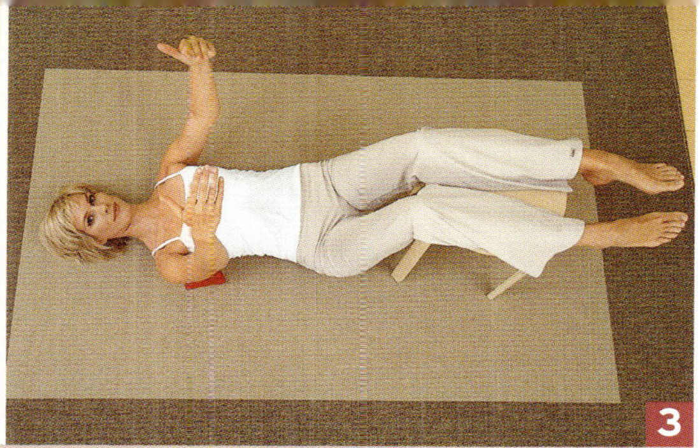

3

Schritt 2

2 **Aufgabe 1:** Die Arme liegen neben dem Körper und sollen jetzt ganz langsam gestreckt Richtung Decke angehoben werden.

- Auf welcher Höhe wird der Druck Ihrer Schulterblätter auf die Sandsäckchen geringer bzw. verlassen Ihre Schulterblätter die Sandsäckchen?
- Spüren Sie, ab wann sich der Schultergürtel rundet und die Schultergelenke nicht mehr am Boden aufliegen?
- Spüren Sie, dass der untere Rücken ohne Probleme flach am Boden liegen bleibt?
- Spüren Sie, ab wann Ihre Nackenmuskeln mitarbeiten und sich anspannen?

3 **Aufgabe 2:** Führen Sie die gleiche Bewegung noch einmal durch, jedoch mit folgender Zusatzaufgabe: Versuchen Sie zusammen mit dem Anheben der Arme Richtung Decke gleichzeitig mit Ihren Schulterblättern die Sandsäckchen abwärts Richtung Becken zu schieben oder auch nur weiterhin mit den Schulterblättern auf die Säckchen bewusst Druck auszuüben.
Also: Arme hoch und Schulterblätter abwärts!

- Ihre Schulterblätter müssten permanent Kontakt zu den Sandsäckchen haben.
- Ihr Schultergürtel dürfte sich kaum runden und die Schultergelenke müssten nach wie vor auf dem Boden aufliegen.
- Wahrscheinlich haben Sie gespürt, dass sich der untere Rücken gerne vom Boden abheben würde, wenn Sie die Sandsäckchen mit den Schulterblättern fixieren. Das nennt man Ausweichbewegung. Versuchen Sie trotzdem, den unteren Rücken in der Normalposition zu halten.

- Sie spüren vielleicht eher eine Dehnung als eine Anspannung im Nacken? Das ist richtig.

Wiederholen Sie auch diese Bewegung 5- bis 10-mal und entspannen Sie sich wieder. Bleiben Sie ruhig noch einige Minuten in entspannter Rückenlage liegen. Atmen Sie tief in Ihren Bauchraum und im Wechsel auch in den Brustraum. Stellen Sie sich dabei vor, Sie würden mit jeder Ausatmung dem Boden etwas näher kommen.

Für heute haben Sie Ihr Nervensystem genug »gequält«. Gönnen Sie Ihrer Schaltzentrale, diese neuen Informationen erst einmal zu verarbeiten, und morgen starten Sie dann mit der Umsetzung dieser Neuansteuerung im Sitzen.

Gestern haben Sie versucht – bei möglichst wenig Grundreizen und deshalb im Liegen – bei Armbewegungen neben und vor dem Körper die Nackenmuskeln dadurch zu entlasten, dass Sie die richtigen Muskeln geweckt haben: Die Schulterblatt- und Armmuskeln mussten arbeiten, während die Brust- und Nackenmuskeln entlastet wurden. Vielleicht spüren Sie heute sogar einen kleinen Muskelkater im mittleren Rückenbereich? Keine Sorge! Im Gegenteil: Dann haben Sie richtig gearbeitet.
Heute wollen wir die gleiche richtige Ansteuerung im Sitzen nachvollziehen. Stellen Sie sich hin oder setzen Sie sich aufrecht auf einen Hocker oder einen Stuhl. Ideal wäre, wenn Ihnen jetzt jemand seine Hände auf die Schulterblätter auflegen könnte, damit das Nervensystem wieder einen Zusatzreiz bekommt. Wenn das nicht möglich ist, setzen Sie sich seitlich vor einen Spiegel, damit Sie sich überprüfen können. Zusätzlich können Sie noch zwei Sandsäckchen auf Ihre Schultern legen.

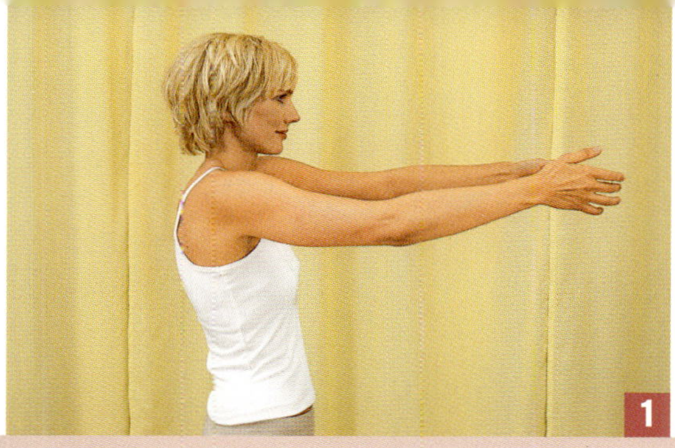

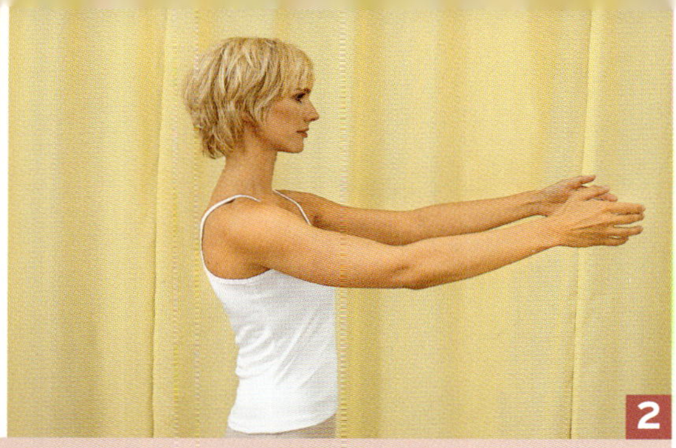

Schritt 3

1 Aufgabe 1: Heben Sie beide Arme langsam gestreckt von unten nach oben bis auf Schulterhöhe an. Die Daumen zeigen dabei die ganze Zeit nach oben.

- Spüren Sie, dass die Nackenmuskeln mitarbeiten?
- Können Sie im Spiegel beobachten, wie die Sandsäckchen – falls Sie sie aufgelegt haben – nach oben angehoben werden?
- Können Sie im Spiegel sehen, dass der Abstand zwischen Schultern und Ohren geringer wird?

Versuchen Sie jetzt, Ihre Neuprogrammierung von gestern nachzuvollziehen.

2 Aufgabe 2: Führen Sie die gleiche Bewegung noch einmal durch, allerdings mit folgender Zusatzaufgabe: Versuchen Sie, zusammen mit dem Anheben der Arme gleichzeitig mit Ihren Schulterblättern abwärts Richtung Becken zu ziehen. Also: Arme hoch und Schulterblätter abwärts!

- Spüren Sie, dass die Nackenmuskeln eher gedehnt als angespannt werden?
- Können Sie im Spiegel beobachten, wie ggf. die Sandsäckchen auf Ihren Schultern eher etwas gesenkt als angehoben werden?
- Können Sie im Spiegel sehen, dass der Abstand zwischen Schultern und Ohren eher größer als kleiner wird?

Achtung! Sie dürfen bei dieser richtigen Ansteuerung der Schulterblattmuskeln durchaus auch die Muskeln des unteren Rückens vermehrt spüren. Allerdings sollten Sie nicht ins Hohlkreuz ausweichen. Überprüfen Sie das bitte im Spiegel!

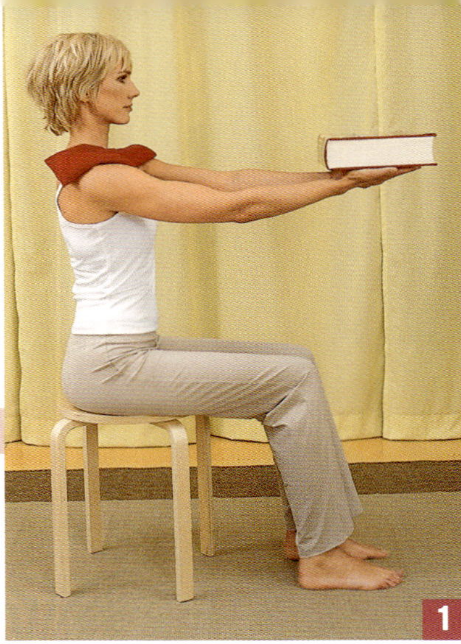

1

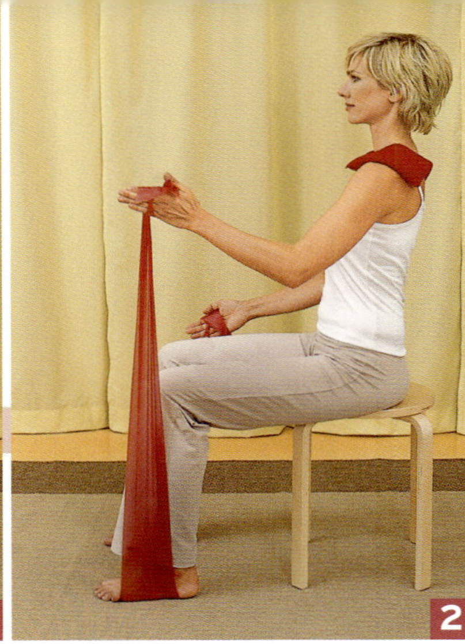

2

Wiederholen Sie diese Bewegung 5- bis 10-mal und entspannen Sie sich wieder. Stehen Sie kurz auf, gehen Sie ein paar Minuten und schütteln Sie Ihren Schultergürtel und die Arme etwas aus.

Schritt 4

Versuchen wir uns jetzt noch einmal an der gleichen Programmierung, aber unter erschwerten Bedingungen.

1 Sie wiederholen die letzte Übung, allerdings halten Sie zwischen Ihren Händen einen schweren Gegenstand (z. B. ein dickes Lexikon, einen mit Wasser gefüllten Eimer o. Ä.), den Sie jetzt bis auf Schulterhöhe anheben und wieder senken. Denken Sie daran: Mit dem Anheben der Arme gehen die Schulterblätter (»Zug der Hosenträger«) nach unten Richtung Becken (»Hosenbund«). Kontrollieren Sie im Spiegel, dass die Säckchen nicht nach oben angehoben werden und der Abstand zwischen Ohren und Schultern eher größer als kleiner wird.

TIPP

Für eine schnelle Umsetzung der richtigen Muskelansteuerung im Alltag können Sie sich helfen, indem Sie sich vorstellen, dass bei allen Armbewegungen – ob nach vorne oben oder zur Seite – zwei Hosenträger hinten an Ihrem Rücken nach unten Richtung Hosenbund gezogen werden.

Schritt 5

Jetzt üben Sie noch alltagsnäher. Sie arbeiten ja nicht immer mit beiden Armen gleichzeitig und auch nicht immer in die gleiche Richtung. Wiederholen Sie die vorherige Übung. Sie haben nun eine Strumpfhose oder ein Thera-Band unter Ihre Füße gespannt und halten dieses an den Enden fest.

Ziehen Sie jetzt das linke Band einmal mit dem linken Arm bis auf Schulterhöhe nach oben, senken Sie es wieder und anschließend wiederholen Sie diese Bewegung mit dem rechten Arm. Zur besseren Vorstellung: Diese Bewegung ähnelt dem »Melken«.

2 Denken Sie daran: Mit dem Anheben des Armes senkt sich das gleichseitige Schulterblatt nach unten Richtung Becken. Kontrollieren Sie im Spiegel, dass das Sandsäckchen auf der entsprechenden Schulterseite nicht nach oben angehoben und der Abstand zwischen Ohren und Schultern eher größer als kleiner wird.
Wiederholen Sie diese »Melkbewegung« 10-mal mit jedem Arm. Anschließend stehen Sie auf und schwingen Ihre Arme locker um Ihren Oberkörper herum. So kommt es zu sanften Traktionen (Ziehungen) an Ihren Schultergelenken und die Muskulatur wird gelockert.

Wenn Sie die richtige Ausführung dieser bisher beschriebenen Übungen beherrschen, können Sie diese später auch als Kräftigungsübungen für die Arm- und Schulterblattmuskulatur nutzen.
Werden diese Übungen allerdings falsch ausgeführt – wie man dies gerade im Fitnessbereich häufig beobachten kann –, wird der Druck auf die Halswirbelsäule erhöht, Verspannungen nehmen zu und Schmerzausstrahlungen sind die Folge.

! *Das Thera-Band*

Ein Thera-Band ist ein in verschiedenen Stärken erhältliches Latexband. Sie bekommen es recht preisgünstig (zwischen 6 und 12 Euro) im Sportfachhandel. Als kleinstes Fitnesscenter der Welt bietet es sehr vielfältige Möglichkeiten effektiv zu trainieren (siehe Kapitel »Trainingsphase – Wege zum Umgang mit Schmerz«, S. 124 ff.). Ungeübten empfehlen wir die Stärke »grün«, wenn Sie sich fit und leistungsfähig fühlen, eignet sich »blau«.

Die Atmung belastet den Nacken

Übeltäter falsche Atemtechnik

Verspannungen im Nackenbereich sind vielfältig erklärbar. Bisher haben wir die Übeltäter »falsche Kopfhaltung« und »falsche Ansteuerung der Muskulatur« (vor allem bei Armbewegungen) aufgespürt. Aber auch eine falsche Atemtechnik ist nicht zu unterschätzen.

Ein Atemtest

Stellen Sie sich aufrecht hin. Legen Sie eine Hand auf den Brustkorb und die andere Hand auf den Bauchraum. Atmen Sie jetzt ganz normal ein und aus und beobachten Sie:

- Welche Hand ist mehr in Bewegung?
- Bewegt sich die Hand auf dem Brustkorb bei der Einatmung stark nach oben?
- Heben Sie die Schultern bei der Einatmung mit an?
- Wird der Abstand zwischen Ohren und Schultern bei der Einatmung geringer?

Wenn sich bei Ihnen vorwiegend die Hand auf dem Brustkorb bewegt und Sie auch die anderen drei Fragen eher mit Ja beantworten, sind Sie gefährdet, Ihre Nackenverspannungen durch eine falsche Atemtechnik zu verstärken. Anstatt den Brustkorb zu erweitern, ziehen Sie ihn eher nach oben. Das bedeutet einen vermehrten Einsatz der Nackenmuskeln mit geringem Effekt für die Atemtiefe. Mit jedem Atemzug verspannen Sie mehr, abgesehen davon, dass Sie durch diese Atemtechnik auch viel an Konzentrationsfähigkeit verlieren. Üben Sie daher nun die funktionelle Atemtechnik.

Die Bauchatmung

Sie sitzen oder stehen aufrecht. Legen Sie wieder beide Hände wie eben auf Brust- und Bauchraum. Konzentrieren Sie sich jetzt darauf, bei der Einatmung den Bauchraum zu füllen und damit die untere Hand zu bewegen. Die obere Hand bleibt relativ unbewegt. Versuchen Sie nun, sich zusätzlich an Ihre Schulterblattbewegung (»Hosenträger ziehen nach unten«) zu erinnern, und senken Sie die Schulterblätter im Moment der Einatmung bewusst nach unten Richtung Becken ohne ins Hohlkreuz auszuweichen. Wiederholen Sie diese bewusste Einatmung mit gekoppelter Schulterblattbewegung sehr langsam 5- bis 10-mal.

Die Bauchatmung ist diejenige Atemtechnik, die unter gesundheitlichen Aspekten zu bevorzugen ist. Selbstverständlich dürfen sich Brust- und Bauchatmung aber auch gerne abwechseln und je nach Situation wird eher die eine oder die andere Technik anwendbar sein. Also dann zur richtigen Brustatmung:

Die Brustatmung

Legen Sie jetzt – im aufrechten Sitz oder Stand – die Hände an Ihre Flanken, also von außen an den unteren Teil des Brustkorbs. Beobachten Sie Ihre Hände bei Ihrer Atembewegung.

1 Konzentrieren Sie sich bei der Einatmung darauf, Ihren Brustkorb zu erweitern und ihn nicht nach oben anzuheben. Dabei werden Ihre Hände nach außen »gedrängt« und nicht nach oben gezogen. Trotzdem kommt es zu einer natür-

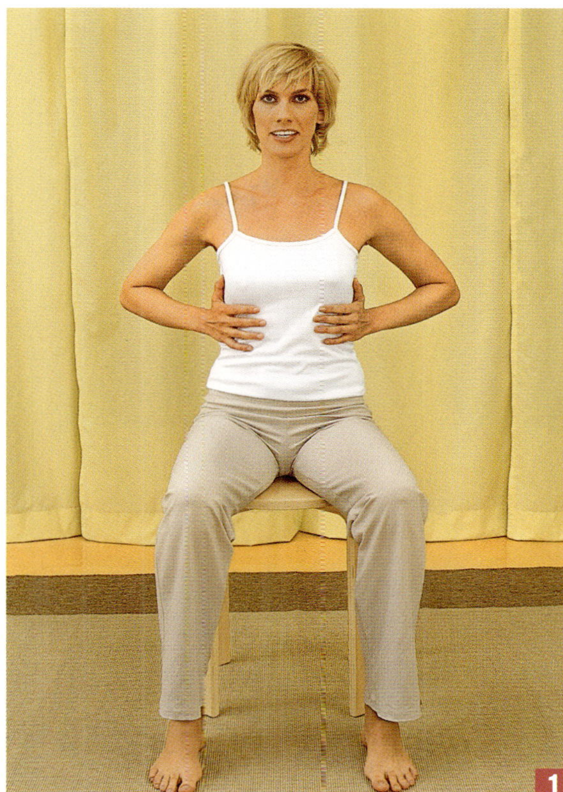
1

lichen minimalen Mitbewegung des Schultergürtels. Koppeln Sie jetzt auch diese Bewegung mit der gelernten Schulterblattbewegung nach unten.

Bei beiden Atemtechniken ist auf jeden Fall die Kopplung zwischen Einatmung und Senken des Schultergürtels und der Schulterblätter wichtig. Üben Sie sich darin, werden Sie feststellen, dass Ihre Nackenmuskulatur weniger verspannt. Lassen Sie uns dieses harmonische Zusammenspiel von Atmung und Schultergürtelsteuerung jetzt mit der Bewegung der Arme nach vorne und oben verbinden.

Die Basisübung: Arme heben – einatmen – Schulterblätter senken

Sie sitzen aufrecht und trainieren 5 bis 10 Wiederholungen.
Heben Sie ganz langsam die Arme bis auf Schulterhöhe nach vorne und oben an.
Atmen Sie währenddessen genauso langsam und bewusst ein.
Gleichzeitig stellen Sie sich die Hände oder Sandsäckchen an den Schulterblättern vor und, zusammen mit der Armbewegung nach oben, ziehen Sie die fiktiven Hände an Ihren Schulterblättern nach unten Richtung Becken.

TIPP

Spüren Sie, wie Sie sich zusammen mit der belebenden Einatmung auch gleichzeitig aufrichten – groß werden – wieder da sind? Wie Ihnen beides – Atmung und Haltung – neue Energie bringt? Nutzen Sie diese bewusst gesteuerte Kopplung zwischen Atmung und Schultergürtelbewegung für Ihre »müden« Phasen oder auch, wenn Sie sich unter Druck (»unterdrückt«?) fühlen. Zeigen Sie sich selbst und Ihrem Umfeld, dass Sie da und wahrzunehmen sind!

Variante ohne Armbewegung

Einatmung: Zusammen mit der Einatmung recken Sie den Scheitel nach oben zur Decke (»Giraffe«) und ziehen gleichzeitig Ihre Schulterblätter nach unten Richtung Becken.
Ausatmung: Zusammen mit der Ausatmung senken

Sie den Kopf und bewegen das Kinn zum Brustbein hin. Dabei dürfen Sie den Oberkörper ruhig etwas locker lassen, ohne aber einzusacken.

Wiederholen Sie Ein- und Ausatmung jeweils 5-mal und gehen Sie dann zur Lockerung mit schwingenden Armen einige Minuten im Raum herum.

Üben Sie dieses gute Zusammenspiel auch einmal in einer anderen Position. Das festigt Ihr Programm und hilft Ihnen die natürliche Entlastung der Nackenmuskulatur zu automatisieren.

Entspannung durch Atmung

Gehen Sie in die Bankstellung. Dabei befinden sich die Hände unter den Schultern und die Knie unter den Hüften. Legen Sie zur Schonung Ihrer Kniegelenke ein zusammengerolltes Handtuch oder eine Decke unter. Die beiden Sandsäckchen liegen wieder auf Ihren Schulterblättern.

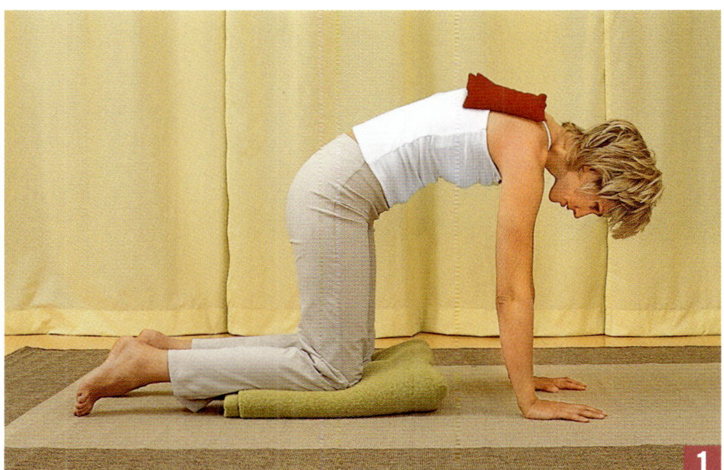
1

Wiederholen Sie jetzt die beiden folgenden Ein- und Ausatembewegungen sehr langsam und bewusst – insgesamt 5-mal ein- und 5-mal ausatmen.

1 Ausatmung: Zusammen mit der Ausatmung runden Sie Ihre Wirbelsäule und drücken die Sandsäckchen weit nach oben zur Decke.

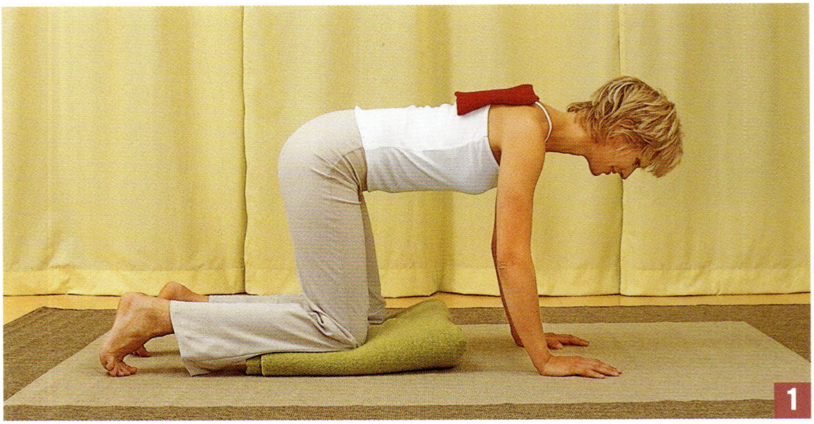

1 Einatmung: Zusammen mit der Einatmung wird die Wirbelsäule gerade und die Sandsäckchen werden abwärts zum Becken bewegt.

Wirbelspiel

Dies ist eine weitere Übung, die Ihnen Erleichterung bei Nackenbeschwerden und gleichzeitig wieder mehr Bewegungsfreiheit in der Kopfbewegung bringen kann.

Legen Sie sich dazu in Bauchlage bequem auf eine Matte oder einen Teppich. Die Arme liegen neben dem Körper unten. Probieren Sie jetzt aus, ob Sie angenehmer mit der linken oder der rechten Kopfseite aufliegen und wählen Sie dann schließlich die bequemere Seite. Wichtig ist aber auch, dass Sie wahrnehmen, wie unangenehm sich die Kopfposition auf der anderen Seite anfühlt, um nach Abschluss der Übung den Vergleich »vorher – nachher« anstellen zu können. Ideal wäre es, wenn Sie sich eine warme Wärmflasche auf das Schulterblatt legen könnten, zu dem Ihr Kopf zeigt. Bitte beachten Sie, dass alle Bewegungen, die Sie jetzt mit dem Kopf ausführen, ohne Krafteinsatz passieren und der Kopf dabei auch nicht abhebt.

Aufgabe 1

2 Stellen Sie sich ein unsichtbares Band zwischen Ihrem Kinn und ihrer linken bzw. rechten Schulter vor. Versuchen Sie, dieses Band zu verkürzen, indem Sie Ihr Kinn der Schulter langsam annähern, aber nur so weit, wie es Ihnen nicht unangenehm wird. Heben Sie den Kopf dazu nicht ab, sondern schieben Sie ihn nur ein wenig. Atmen Sie zusammen mit der Bewegung hin zur Schulter aus.Nehmen Sie dabei die Tätigkeit Ihres gleichseitigen Schulterblatts wahr. Wiederholen Sie diese Bewegung einige Male.

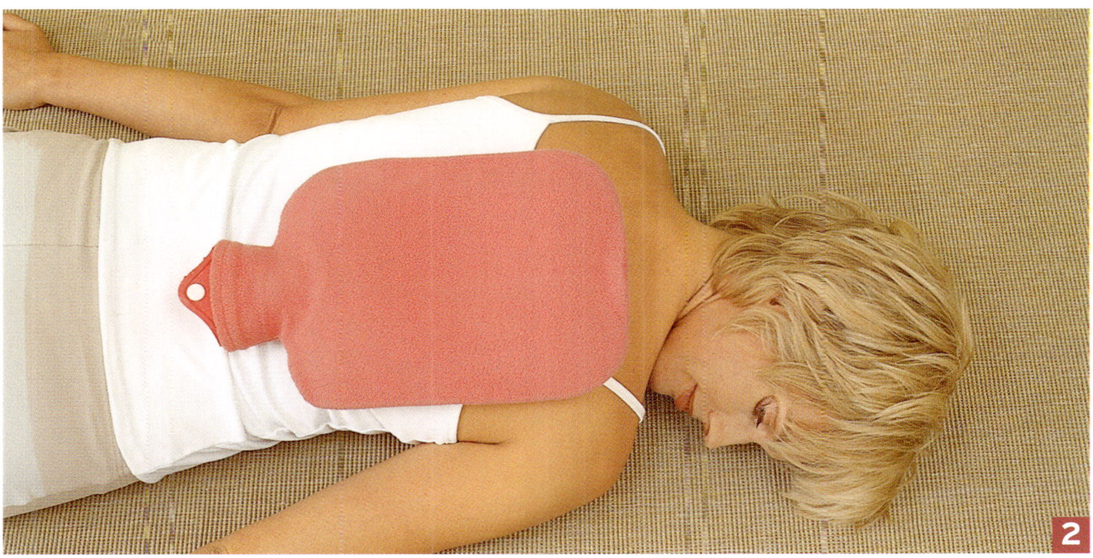

2

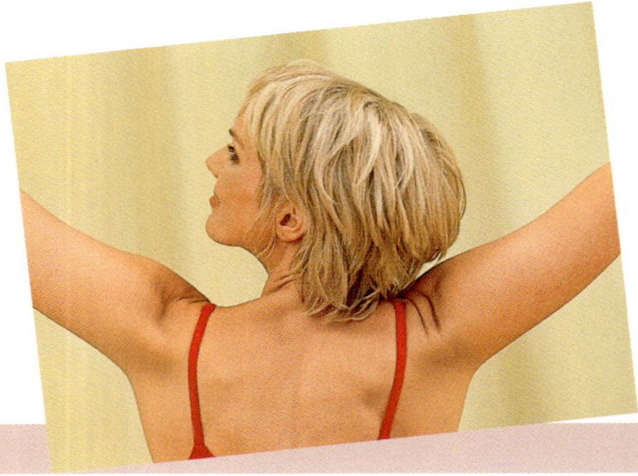

Aufgabe 2

Stellen Sie sich nun vor, das Band sei zwischen Nase und Schulter gespannt. Verkürzen Sie das fiktive Band auch jetzt vorsichtig und langsam und atmen Sie dabei wieder aus. Nehmen Sie in dieser Situation eine andere Tätigkeit Ihres Schulterblatts wahr?

Aufgabe 3

Zum Schluss bedienen Sie sich der Vorstellung, dass das Band Stirn und Schulter miteinander verbindet. Versuchen Sie, auch diese Verbindung zu verkürzen und dabei auszuatmen.Wird Ihnen die Tätigkeit Ihres Schulterblatts erst jetzt bewusst oder spüren Sie diese extremste Bewegung sogar noch weiter reichend als bis zu Ihrem Schulterblatt?

Legen Sie jetzt den Kopf auch einmal auf die andere, die unangenehmere Seite:

- Haben sich dort Veränderungen ergeben?
- Können Sie jetzt etwas weniger unangenehm liegen?
- Spüren Sie Unterschiede in der Auflage Ihrer Schultern am Boden?

Führen Sie die gleichen Bewegungen noch einmal mit der Kopfauflage auf der zu Anfang unangenehmeren Seite durch und prüfen Sie auch dann die Veränderungen. Bringt Ihnen diese Übung Erleichterung, können Sie sie unbeschadet so oft wie Sie möchten ausführen. Ihr Gehirn veranlasst diese Verbesserung, indem es den Befehl zur so genannten Relaxation an die Muskeln gibt: Die Muskelspannung wird reduziert.

IHRE PERSÖNLICHE CHECKLISTE

- ❑ Für Becken- und Kopfbalance: Ich setze mich öfter auf mein Ballkissen.
- ❑ Mein kleines Nackenprogramm (3 bis 5 Übungen) führe ich jeden Tag aus.
- ❑ Um meine Drehbeweglichkeit zu verbessern, setze ich die Übungen »Die Eule« und »Wirbelspiel« ein.
- ❑ Ich denke bei meiner Kopfhaltung öfter an »Huhn« (Kopf gerade zurücknehmen) und »Giraffe« (Kopf nach oben herausschieben und Nacken lang machen).
- ❑ Ich festige während meiner Armbewegungen vor dem Körper immer öfter mein neues Programm: Arme oben und Schulterblätter abwärts.
- ❑ Ich vermeide, meine Brustmuskeln zu trainieren.
- ❑ Ich denke immer öfter daran, meine Kopf- und Schulterposition häufiger zu verändern.
- ❑ Ich bemühe mich, Lasten wie z. B. Einkaufstüten oder die Handtasche auch öfter auf der anderen Schulterseite zu tragen.
- ❑ Ich wechsele jetzt immer spätestens nach 15 Minuten meine Blickrichtung.
- ❑ Ich beobachte mich jetzt häufiger beim Atmen und denke an die Bauchatmung und an die Einatmung mit gleichzeitigem Abwärtsziehen der Schulterblätter.
- ❑ Ich bewege beim Wandern oder Walken meine Arme und meinen Schultergürtel aktiv mit.
- ❑ Ich drehe öfter meinen Kopf gegen den Schultergürtel, um die Nackenmuskeln wieder mit Sauerstoff zu versorgen.
- ❑ Ich drehe beim Liegen den Kopf auch bewusst häufiger in die »ungewohnte« Position.

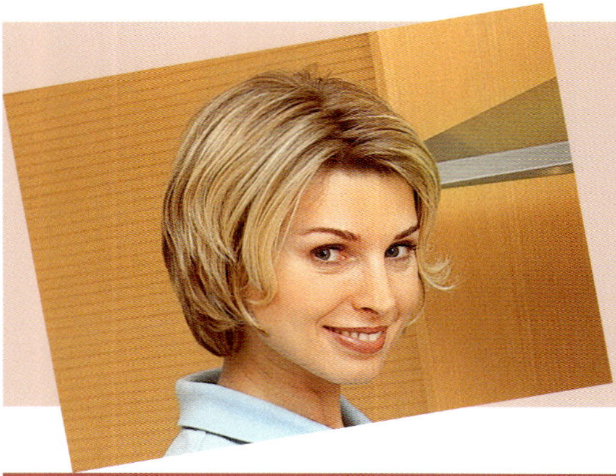

Automatisations-phase – Alltag unter der Lupe

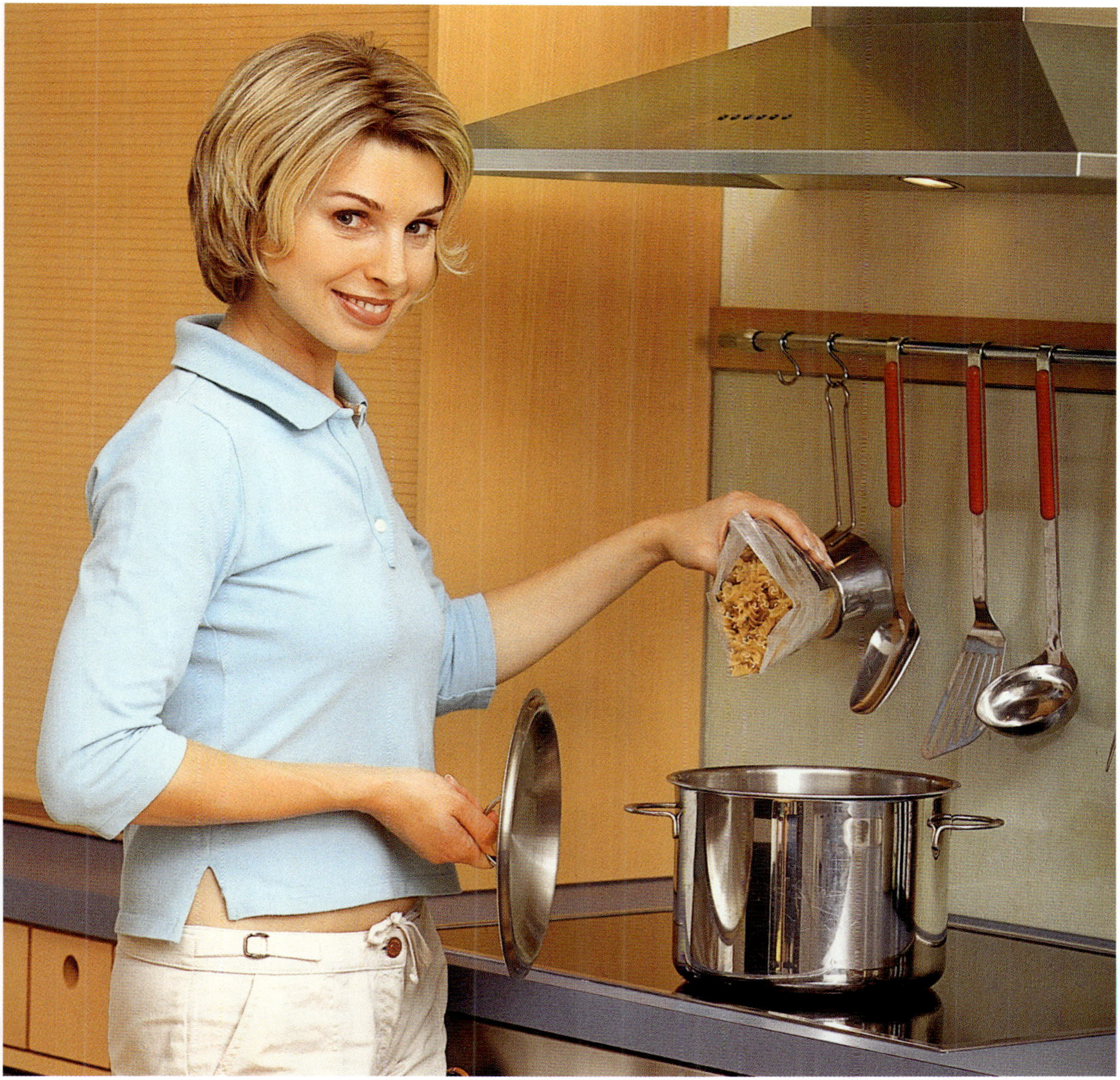

Sitzen als Belastung

Den Alltag aus Sicht des Nackens begutachten

Durch unsere vielfältigen Körperwahrnehmungsübungen sind Sie jetzt für die richtigen Haltungs- und Bewegungsmuster sensibilisiert. Nun heißt es, diese neue Software in den normalen Alltag zu übertragen. Dabei kommt es auch darauf an, die »Tatorte« Haushalt, Büro und Garten nach bestimmten »Nackengesichtspunkten« zu durchleuchten. Entdecken Sie mit uns, wie Sie durch die richtige Einstellung und den richtigen Gebrauch der Arbeitsmittel Ihren Schulter-Nacken-Bereich entlasten können.

Sitzfallen aufspüren

Grundsätzlich stellt langes, statisches meist bewegungsarmes Sitzen eine erhebliche Belastung für unseren Rücken dar. Dabei verschlechtern sich nicht nur der Bandscheibenstoffwechsel und die Durchblutung der Muskeln. Das Dauersitzen hat auch nachteilige Wirkung auf Kreislauf, Gehirn, Verdauung, Atmung und Durchblutung der Beine. Bei nicht nur passiver, sondern auch noch schlaffer Sitzhaltung, die uns doch mittlerweile zur lieb gewonnenen Gewohnheit geworden ist, werden diese negativen Effekte weiter verstärkt.
Überprüfen Sie einmal Ihre alltäglichen Sitzgewohnheiten nach solchen »Sitzfallen«:

- Sitzen Sie überwiegend auf der Vorderkante des Stuhls?
- Machen Sie Ihren Rücken eher völlig rund und müssen Sie dann den Nacken überstrecken und den Kopf anheben, um auf gleicher Augenhöhe zu bleiben?
- Belasten Sie Ihren Schultergürtel zusätzlich, indem Sie die Schultern hochziehen oder nach vorne fallen lassen?
- Erreichen Ihre Füße den Boden, wenn Sie auf der gesamten Sitzfläche sitzen? Oder sind Schreibtisch und Bürostuhl nicht optimal eingestellt?

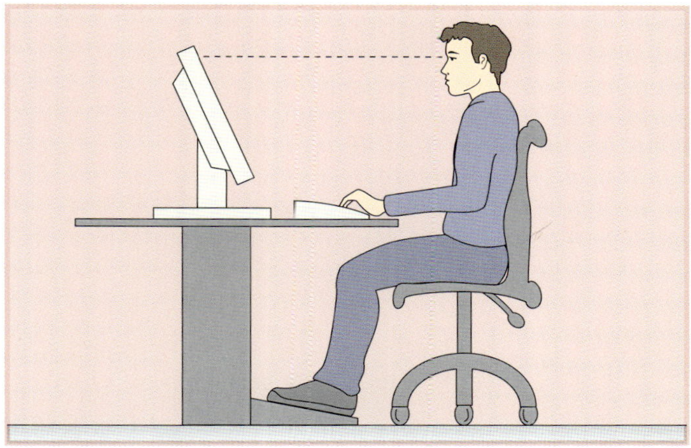

Richtige Höhen der Arbeitsmittel fördern eine gesunde Körperhaltung.

Bei der passiven Sitzhaltung hängen Sie buchstäblich in den Seilen, d. h., Sie belasten vor allem die Bänder und Sehnen anstatt mit den Muskeln zu arbeiten. Die Fehlhaltung des Kopfes mit gleichzeitiger Überstreckung der Halswirbelsäule führt zu einer statischen Zugbelastung der Muskulatur und damit zu Schmerzen an den Sehnenansätzen der Nackenmuskeln. Arbeitshaltungen der Arme vor dem Körper verstärken bei falscher Ausführung zusätzlich die Beschwerden. So steht z. B. die Brustmuskulatur unter Dauerspannung. Sie verkürzt zwangsläufig, wodurch auch die Atmung beeinträchtigt wird und Schmerzen im Schulterblattbereich auftreten. Auf der anderen Seite werden diejenigen Muskeln schwächer, die für eine aktive Haltung und damit Entlastung wichtig sind, aber leider nicht benutzt werden.

! Wussten Sie schon?

- **Starre Zwangshaltungen und statische Muskelarbeit verbrauchen sehr viel Energie und führen zu einer raschen Ermüdung. Ein Energieverlust bis zu 40 Prozent ist bei ungünstigen Körperhaltungen zu verzeichnen.**
- **Ihre Bewegungsabläufe und Haltungen sollten ökonomisch und harmonisch sein, so wie es im Sport zur Erreichung von Bestleistungen selbstverständlich ist.**
- **Spüren Sie bereits die Folgen des Bewegungsmangels beim Sitzen? Ermüden Sie bei Ihrer Tätigkeit schnell? Machen sich Leistungsschwankungen mit Konzentrationsmangel bemerkbar?**

Die besondere Problematik des Bildschirmarbeitsplatzes

Die Anordnung der Arbeitsmittel

Neben Ihrem Sitzmarathon führt beim Bildschirmarbeitsplatz die Anordnung der Arbeitsmittel (Bildschirm, Tastatur, Maus, Konzepthalter) zu weiteren starren und statischen Zwangshaltungen.

Szenen aus einem normalen Büroalltag

Szene 1: Ihr Bildschirm steht nicht in Blickrichtung vor Ihnen, sondern seitlich. Sie müssen Ihren Körper verwinden und den Kopf drehen.

Szene 2: Der Bildschirm steht zwar korrekt in Blickrichtung. Zwischen Ihrer Tastatur und dem Bildschirm ist nicht ausreichend Platz, um Dokumente im Blickfeld zu platzieren. Die Folge: Sie werden seitlich neben die Tastatur gelegt. So arbeiten Sie mit verdrehtem Kopf.

Nutzen Sie ein Telefon-Headset. Damit haben Sie Ihre Hände für die Arbeit am PC oder für die Anfertigung von Notizen frei. Und führen Sie das Büro-Kurzprogramm und die Dehnungen (siehe Kapitel »Trainingsphase – Wege zum Umgang mit Schmerz«, ab S. 124) durch.

Szene 3: Die gleichförmigen Bewegungswiederholungen werden zu einer zusätzlichen Belastung. Bei unzähligen Telefonaten klemmen Sie den Hörer zwischen Ohr und Schulter ein. Zur seitlichen Verbiegung der Halswirbelsäule kommt eine Anspannung der Schultergürtelmuskulatur durch das Hochziehen der Schulter hinzu.

Szene 4: Ständig sind die Schultern hochgezogen, da der Bildschirm und die Tastatur zu weit vorne platziert sind. Zwischen der Tischkante und der Tastatur ist kein Platz, um die Handballen abzulegen oder eine separate Handballenauflage einzusetzen.
Tipp: Schieben Sie den Bildschirm und die Tastatur weiter nach hinten. Sollte die Tischtiefe nicht ausreichend sein, kann ein zusätzlich an der hinteren Tischkante montiertes Brett für eine größere Tiefe sorgen.

Szene 5: Ihr Bildschirm steht zu hoch, so dass die oberste lesbare Zeile nicht in Augenhöhe liegt. Folglich werden Sie den Kopf leicht anheben und in den Nacken ziehen. Eine entspannte Kopfhaltung haben Sie nur, wenn Ihr Blick leicht nach unten geht.

Szene 6: Steht der Bildschirm mit Blick zum Fenster, schauen Sie permanent in eine helle Umgebung. Sitzen Sie mit dem Rücken zum Fenster, kommt es zum Lichteinfall auf den Bildschirm. Spiegelungen, die durch Lampen, Stellwände oder helle Flächen auf dem Bildschirm verursacht werden, sind für Ihre Augen sehr belastend. Zusätzlich führt der starre Blick auf den Bildschirm zu einer Verringerung des Lidschlags, so dass die Augen trocken werden und sich röten.

Spiegelungen und Reflexionen können Sie gut mit einem Taschenspiegel, den Sie vor den Bildschirm halten, erkennen. Lassen Sie dann die Jalousie herunter oder drehen Sie den Bildschirm.

Szene 7: Sie verwenden eine nicht ergonomisch geformte Maus. Hand-Arm-Schulter-Beschwerden können dadurch entstehen.
Tipp: Eine ergonomische Maus ist in der Mitte gewölbt. Der vordere Bereich ist niedriger und breiter als der hintere. Um die Belastung im Arm- und Schultergürtelbereich so gering wie möglich zu halten, müssen Sie die Maus körpernah einsetzen. Der Unterarm liegt dabei flach auf dem Arbeitstisch auf. Versuchen Sie, beim Drücken der linken und rechten Maustaste unterschiedliche Finger einzusetzen. Das verlangt etwas Übung, verbessert aber Ihre Koordinationsfähigkeit.

! ***Das Büro-Kurzprogramm***

- **Drehen Sie Ihren Kopf öfter bewusst langsam nach links und nach rechts.**
- **Denken Sie an die Übung »Giraffe« (siehe S. 65). Ziehen Sie Ihr Kinn langsam in Richtung Brustbein.**
- **Dehnen Sie die seitlichen Nackenmuskeln. Neigen Sie den Kopf langsam zur Seite und ziehen Sie den entgegengesetzten Arm aktiv nach unten.**
- **Entlasten Sie öfter Ihre Fingermuskeln: Strecken und beugen Sie Ihre Finger mehrmals hintereinander.**

Die Sitz-Steh-Dynamik im Büro

Mit einem Stehpult wird Ihr Arbeitsalltag sehr viel dynamischer.

Stehpulte halten Sie in Bewegung

Bringen Sie Bewegung in Ihren Büroalltag! Die so genannte Sitz-Steh-Dynamik führt zu einem regelmäßigen Wechsel von sitzender, stehender und bewegter Tätigkeit.

- Regelmäßige Wechsel erreichen Sie nur, wenn sich in der Nähe zum eigentlichen Arbeitsbereich verschieden hohe Arbeitsflächen befinden. Durch mobile oder integrierte Stehpulte werden Sie regelrecht zu diesem Wechsel animiert.

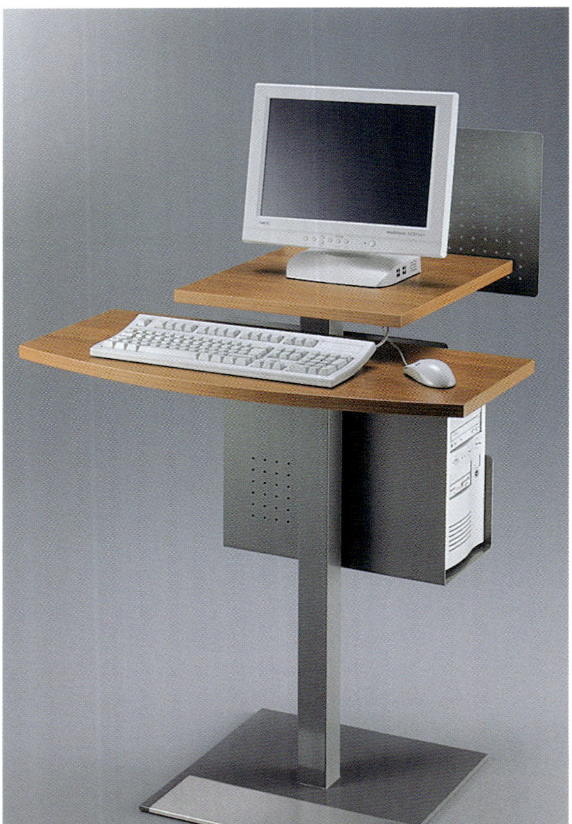

- Eine neigbare Pultplatte führt zu einer spürbaren Entlastung Ihrer Halswirbelsäule.
- Grundsätzlich sollten Stehpulte vielfach verstellbar sein, so dass sie auf die individuellen Körpermaße eingestellt werden können. Allerdings sollten Sie jetzt nicht den Fehler machen, nur noch zu stehen. Ein »Stehmarathon« würde Ihre Beine zu sehr belasten.
- Schaffen Sie sich auf Ihrem Schreibtisch, wenn möglich, verschiedene Zonen: eine für die Bildschirmarbeit, eine für weitere Arbeiten im Sitzen und zudem die Möglichkeit, an einem Pultaufsatz im Stehen zu arbeiten.
- Im Stehen sollten Sie durch Fußstützen den »Bar-Effekt« bewusst nutzen. In vielen Alltagssituationen stellen Sie auch ganz unbewusst einen Fuß hoch, um Ihren Rücken zu entlasten.

Den Büroalltag checken

Nun geht es um die Idee, Ihre persönliche Arbeitstätigkeit mit mehr Bewegung zu verbinden: Überlegen Sie für sich, wie Sie Ihren Büroalltag bewegter gestalten können.
Auch wenn sich zunächst das Argument »Dafür habe ich keine Zeit!« wieder in den Vordergrund drängt – glauben Sie uns: Wenn die persönlichen Vorteile für Sie schnell spürbar werden und sich auch auf Ihr Wohlbefinden und Ihre Freizeit positiv auswirken, werden Sie gar nicht mehr anders wollen!

Die Fragen

- Wie sehen Ihre Arbeitsabläufe aus?
- Was können Sie davon im Stehen erledigen?
- Wie können Sie mehr Fortbewegung auf zwei Beinen erreichen?

Die Lösungen

- Tätigkeiten, wie das Sichten von Post, Lesen von Arbeitspapieren, Telefonieren und Kommunikation mit Kollegen können im Stehen erfolgen.
- Vermehrte Fortbewegung schaffen Sie sich, indem Drucker und Kopierer nicht in unmittelbarer Nähe zu Ihrem Arbeitsplatz stehen.

Die richtigen Arbeitsmittel – Bürostuhl & Co.

Neben der Sitz-Steh-Dynamik, sollten Sie zum Experten in Sachen Arbeitsmittel werden. Was nutzt ein ergonomischer Bürostuhl, der in allen wichtigen Funktionen individuell einstellbar ist, wenn er nicht »richtig besessen« wird? Dazu müssen Sie über die Funktionen und Ihre Einstellbarkeit Bescheid wissen. Studieren Sie dazu die Bedienungsanleitung (manchmal auch unter dem Stuhl befestigt). Experimentieren Sie mit den Verstellfunktionen Ihres Stuhles.

Expertentipp

Wie können Sie die Steh-Sitz-Dynamik sinnvoll in Ihrem Büroalltag umsetzen? Hier einige Tipps:
- **Häufiges und kurzzeitiges Aufstehen bringt mehr Entlastung als lange Stehphasen.**
- **Ihre einzelnen Stehphasen sollten jeweils nicht länger als 20 Minuten betragen.**
- **Vermeiden Sie statische Haltungen beim Sitzen.**
- **Wechseln Sie beim Sitzen regelmäßig zwischen vorderer, mittlerer und hinterer Sitzhaltung.**
- **Vermeiden Sie ebenfalls statische Haltungen beim Stehen.**
- **Führen Sie 2 bewusst bis 4 Haltungswechsel (Sitzen/Stehen/Bewegen) pro Stunde durch.**

Durch die regelmäßige Bewegung werden Stresshormone bereits im Büro abgebaut. Ihre Stresstoleranz vergrößert sich – was wiederum Ihrem Nacken zugute kommt.

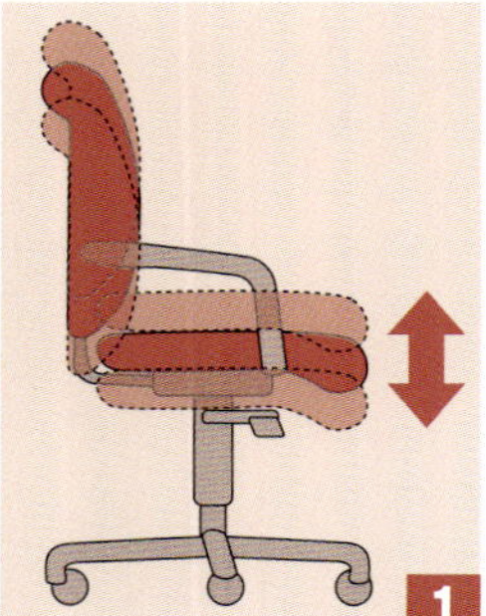

1

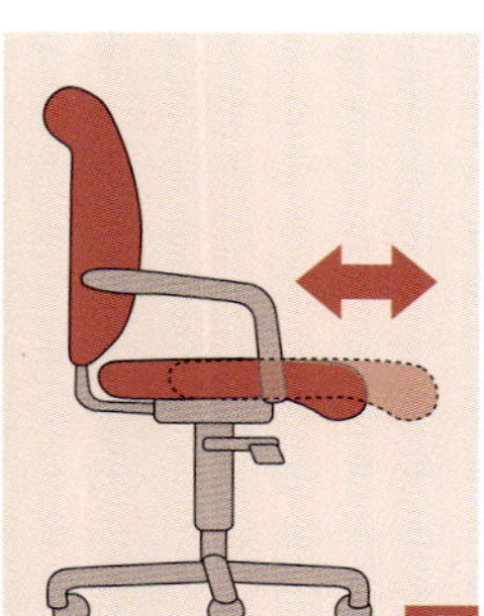

2

Die folgende Checkliste soll Sie auf Ihrer technischen Entdeckungsreise unterstützen. Nur eine korrekte Einstellung aller Arbeitsplatzelemente, insbesondere des Bürostuhls, schützt vor schneller Ermüdung, Durchblutungsstörungen und schmerzhaften Schulter-Nacken-Verspannungen.

Checkliste:
Sitzen ist Dynamik – Funktionalität eines Bürostuhls

1 Sitzhöhe

Stellen Sie den Stuhl so hoch ein, dass Ihre Füße vollständigen Bodenkontakt haben. Die Oberschenkel sind entweder waagerecht oder leicht abfallend, d.h. die Knie sind tiefer als die Hüften.

2 Sitztiefe
Stellen Sie die Sitztiefe so ein, dass Ihre Oberschenkel fast eine vollständige Auflage auf der Sitzfläche haben. 2 bis 3 Zentimeter Abstand sollten zwischen Ihren Knien und der Sitzkante liegen.

3 Rückenlehne
Stellen Sie die Rückenlehne so ein, dass der Lendenbausch (die so genannte Lordosestütze) Ihr Becken und die Lendenwirbelsäule unterstützt. Bei Stühlen mit einer verstellbaren Lordosestütze können Sie optimal die Lendenwirbelsäule abstützen.

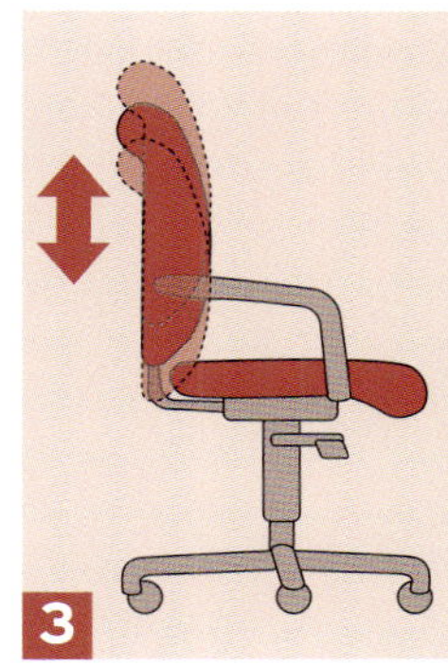

4 Armlehnen
Nutzen Sie die Armlehnen, um Ihren Schultergürtel zu entlasten. Der Winkel zwischen Ober- und Unterarm sollte 90 Grad oder etwas mehr betragen. Nehmen Sie Ihre Schultern locker zurück. Und vergessen Sie nicht: die Schulterblätter immer mal wieder aktiv nach hinten und unten zum Becken ziehen.

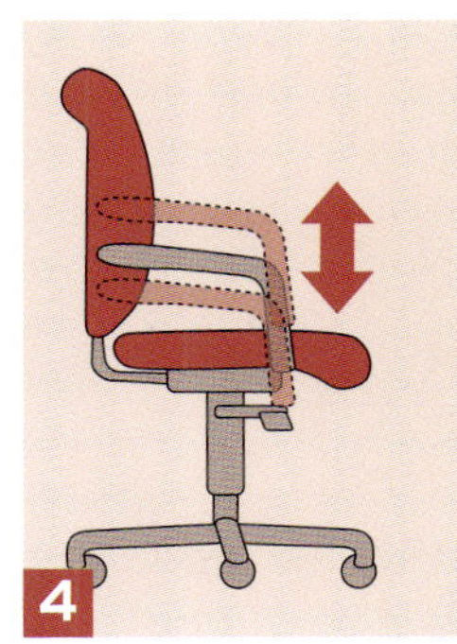

5 Synchronmechanik
Führen Sie häufige Wechsel Ihrer Sitzhaltung durch. Ideal wäre es, wenn Sie in der vorderen, mittleren und rückwärtigen Sitzhaltung permanent durch die Rückenlehne unterstützt werden. Dabei ist besonders der Widerstand der Rückenlehne wichtig, der an Ihr Körpergewicht angepasst sein muss.
Die Muskeln der Schulter-Nacken-Region und des Rückens können durch die »Umprogrammierung«, d. h. durch die richtige Stuhleinstellung und die ungewohnte aktive Körperhaltung beim dynamischen Sitzen, mit verstärkter Anspannung oder leichtem Muskelkater reagieren. Allerdings dankt Ihnen Ihr Körper die Neuprogrammierung nach kurzer Zeit mit weniger Beschwerden oder sogar Schmerzfreiheit.

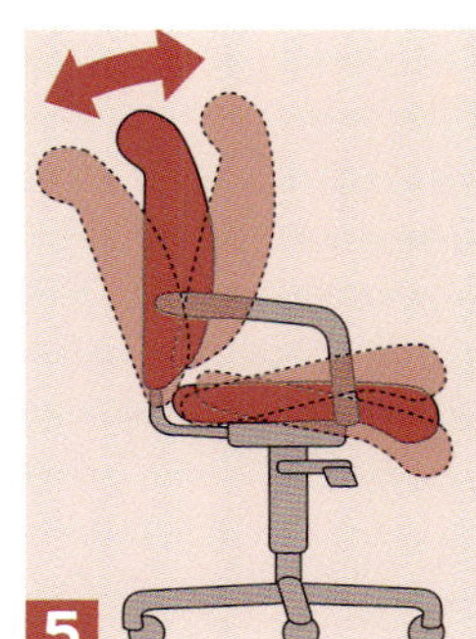

Haltungen in Beruf und Alltag

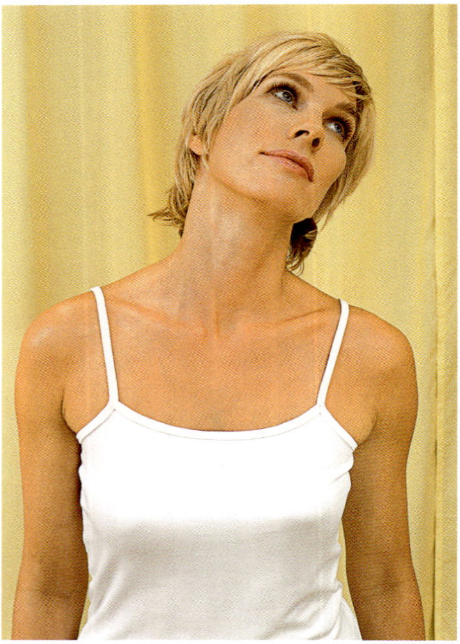

So dehnen Sie Ihre seitliche Halsmuskulatur.

Einseitige und Zwangshaltungen vermeiden

Sitzarbeitsplätze gibt es auch im Handel, in der Industrie oder bei Berufskraftfahrern. Mit diesen Arbeitplätzen sind zusätzlich Zwangshaltungen mit einseitiger, statischer und dynamische Muskelarbeit verbunden.

Szenen aus einem normalen Arbeitsalltag

Szene 1: Sie arbeiten als Kassiererin an einer herkömmlichen Kasse im Supermarkt und sitzen dabei frontal zum Warenband. Durch Drehen des gesamten Rumpfes oder nur des Kopfes geben Sie die Preise ein. Das ständige Drehen des Kopfes führt zu einseitigen Belastungen z. B. der kleinen Wirbelgelenke. Blutgefäße und Nerven geraten ständig unter Druck.

Tipp: Nutzen Sie die Drehfunktion des Stuhles so oft wie möglich, so dass sich Rumpf und Kopf gleichzeitig bewegen.

Szene 2: Sie arbeiten als Kassiererin an einer Scannerkasse. Durch die gleichförmige Greifbewegung werden dabei Ihre Arm- und Schultermuskeln stark beansprucht.

Tipp: Bei gegengleich angeordneten Scannerkassen sollten Sie einen regelmäßigen Arbeitsplatzwechsel vornehmen, beispielweise jede Stunde. Dadurch benutzen Sie gleichermaßen den linken und den rechten Arm.

T ***Move-Tipp für Szene 1 und 2***

- **Abwechselnde Tätigkeiten führen durch den Haltungswechsel zu einer Entlastung.**
- **Legen Sie Erholungspausen ein.**
- **Dehnen Sie die seitliche Nackenmuskulatur, indem Sie den Kopf nach links und nach rechts zur Seite neigen.**

Über-Kopf-Arbeit: reinste Schwerstarbeit für den Nacken

Im Baugewerbe führen die so genannten Über-Kopf-Arbeiten zu einer starken Rückneigung des Kopfes. Die Arme werden dabei körperfern über Schulterhöhe und ohne eine Abstützung gehalten. Diese statische Arbeitshaltung führt zu einer Daueranspannung in der Schulter-Nacken-Muskulatur. Das Tragen von Lasten erfolgt häufig einseitig auf der Schulter. Dies bewirkt eine starke Seitneigung der Halswirbelsäule. Zusätzlich entsteht eine große Druckbelastung im Schulterbereich. Das Ziehen und Schieben von Gegenständen sowie das Drücken gegen einen Widerstand sind weitere typische Belastungen auf dem Bau.

Tipp: Bei Über-Kopf-Arbeiten sollten Sie Ihre Arbeitshöhe durch höhenverstellbare Arbeitsbühnen, Auftritte und Leitern einrichten. Beim Tragen sollten Sie die Lastgewichte verringern. Lasten sollten auf mehrere Personen verteilt werden. Beim Tragen auf der Schulter sollten Sie abwechselnd belasten. Und: Tragen Sie nicht, was Sie auch rollen können! Setzen Sie beispielweise einen Rollwagen oder einen Sackkarren ein.

T ***Move-Tipp***

- **Schaffen Sie sich eine Entlastung durch andere Tätigkeiten.**
- **Schütteln Sie zwischendurch immer wieder Ihre Arme aus.**
- **Setzen Sie bei Zieh- und Schiebetätigkeiten Ihre neu erlernten Bewegungsmuster ein: Ziehen Sie die Schultern zurück und bewegen Sie Ihre Schulterblätter nach hinten und unten zum Becken.**
- **Dehnen Sie Ihre Nackenmuskeln: Neigen Sie Ihren Kopf langsam nach links und nach rechts.**
- **Zur Entspannung der Brustmuskulatur legen Sie beide Hände an den Hinterkopf und nehmen Sie dabei sanft Ihre Ellbogen zurück.**

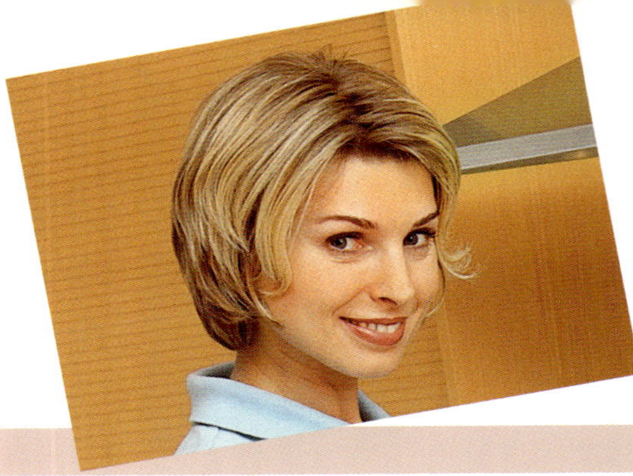

Wenn Sie sich die Beine in den Bauch stehen

Welche Situationen kennen Sie, in denen Sie sich »die Beine in den Bauch stehen« und dabei das Gefühl haben, »im Kreuz durchzubrechen« oder dass Schultergürtel und Nacken förmlich brennen?
Die Ursachen hierfür liegen im Dauereinsatz der Muskulatur, um unseren Körper im Stand gegen die Schwerkraft aufzurichten, ihn im Lot zu halten und auszubalancieren. Zunächst spüren Sie eine Anspannung der Waden-, der Oberschenkel- und der Gesäßmuskeln sowie der unteren Rücken-, Schulter- und Nackenmuskulatur. Mit der Zeit wird die Anspannung immer größer. Dies führt zu einer Minderdurchblutung mit einer Unterversorgung mit Sauerstoff und einem unzureichendem Abtransport von Schlacken. Als Folge kommt es zu Verkrampfungen und schmerzhaften Verhärtungen. Verkrampfte und ermüdete Muskeln lassen in ihrer Haltefunktion nach. Die so entstandene Haltungsschwäche belastet Gelenke, Bänder und Sehnen. Die Gelenke stehen nicht mehr optimal zueinander. Muskeln, die normal andere Funktion haben, werden an der Haltearbeit beteiligt und verstärken die Fehlhaltung.
Langes Stehen belastet zudem Ihre Füße und führt zu Schwellungen der Beine. Der Rückfluss des Blutes aus den Venen ist erschwert. Mit der Zeit kommt es zur Ausbildung von Krampfadern. Und es können Probleme bei der Aufrechterhaltung des Kreislaufs entstehen – mit Schwindel, Schwarzwerden vor Augen bis hin zur Ohnmacht.

Szenen der Stehbelastung

Szene 1: Als Friseurin sind Sie einer großen Stehbelastung ausgesetzt. Durch die typischen Arbeitshaltungen, wie z. B. teils über Schulterhöhe nach vorne gestreckte Arme, wird die Schulter-Nacken-Partie zusätzlich stark beansprucht.
Tipp: Nutzen Sie einen höhenverstellbaren, drehbaren und durch Rol-

len beweglichen Hocker. Stellen Sie Ihren Arbeitsplatz auf jeden Kunden individuell ein. Achten Sie beispielsweise darauf, dass Sie Hände und Arme nicht längere Zeit über Schulterhöhe halten müssen.

Szene 2: Sie arbeiten als Verkäuferin an einer Bedienungstheke. Ihre Tätigkeiten beinhalten das Einräumen und Entnehmen der Ware. Zu Ihrer vorgeneigten Haltung kommen zusätzlich ein Verdrehen der Halswirbelsäule, eine schräge Haltung des Schultergürtels und ein starkes Anspannen der Schulter-Nacken-Muskulatur hinzu. Das Überreichen der Waren an die Kunden erfolgt in Schulterhöhe oder darüber. Tipp: Legen Sie häufig nachgefragte Produkte in den vorderen oder mittleren Bereich der Theke.

Szene 3: Sie arbeiten in einer industriellen Produktion.
Tipp: Nutzen Sie zur Entlastung Stehhilfen. Eine weitere Entlastung bringt das Stehen auf Arbeitsmatten, die flexibel sind und dadurch ein aktives Stehen ermöglichen.

T ***Move-Tipp für Szene 1 bis 3***

- **Versuchen Sie, im Stand Ihr Körpergewicht möglichst gleichmäßig auf beide Füße zu verteilen.**
- **Wechseln Sie häufig Ihre Stehposition.**
- **Eine Mischung unterschiedlicher Tätigkeiten bringt zusätzlich Entlastung.**

Wie die Füße den Nacken belasten

Wie Sie bereits wissen, können Ihre Füße einen Einfluss auf Ihren Nacken haben (siehe auch S. 33). Sowohl die Beschaffenheit der Standfläche als auch die Belastung an den Füßen (Schuhe und Fehlfunktionen des Fußgewölbes) üben einen zunehmenden Druck auf die Halswirbelsäule aus.

Unsere Füße fristen im wahrsten Sinne des Wortes ein Schattendasein. Sie sollten allerdings unsere engsten Verbündeten sein, da sie tagtäglich unser Körpergewicht tragen und uns fortbewegen. In nicht passenden Schuhen werden sie regelrechten Qualen ausgesetzt. Zu klein, zu groß, zu eng, zu weit, zu spitz zulaufend, nicht gedämpft – so sind ihre Lebensbedingungen charakterisiert. Das Gehen und Stehen auf meist harten Böden stellt eine weitere Belastung dar. Schuhe sehen wir in erster Linie als ein Bekleidungsstück an, dass schick sein muss. Das Angebot an Fußbekleidung reicht von Schuhen mit Plateausohle, Holzschuhen, High Heels, Sneakers, Turnschuhen bis hin zu Sicherheitsschuhen. Dadurch dass die Füße den ganzen Tag in Schuhen verbringen, verkümmern ihre Muskeln und sie verlieren natürliche Funktionen wie das Greifen, das Strecken und Spreizen der Zehen. Es entstehen Fußfehlformen, die unsere Statik negativ beeinflussen. Häufig verändert sich auch unser Gangbild, indem die Koordination von Schrittgröße, Fußabroll- und Knieverhalten in der Vorwärtsbewegung nicht miteinander harmonieren. Der natürliche Armschwung ist kaum noch vorhanden, die Arme werden steif gehalten. Viele Menschen federn Ihr Gewicht auf der Ferse ab, dabei werden dann Stöße durch den ganzen Körper geleitet. Letztendlich belasten wir damit unsere Knochen, Gelenke und was uns oft nicht bewusst ist, unsere Halswirbelsäule.

Was Schuhe verursachen können

Bei der Betrachtung der unterschiedlichen Bauweisen der Schuhe stoßen wir auf interessante Fakten:

- Die natürliche Abrollbewegung der Füße ist in Schuhen mit Plateausohle nicht möglich.
- High Heels führen zu einer starken Vorfußbelastung. Häufig kommt es zur Ausbildung eines Hallux valgus (im Gelenk abgeknickte Großzehe). Das andauernde Tragen von High Heels führt zu einer Verkürzung der Wadenmuskulatur. Wussten Sie, dass beim Tragen von Stöckelschuhen ein Gewicht von etwa fünf Kilogramm pro Quadratzentimeter die Füße belastet?

- Im Gegensatz dazu führt das Tragen von Sneakers eher zu einer gleichmäßigen Fußbelastung.
- Der richtige Schuhkauf sowie die Pflege der Schuhe sind der eine Teil. Der andere liegt in der Pflege Ihrer Fußgesundheit. Oftmals sieht es damit sehr schlecht aus! Nutzen Sie unsere folgenden Tipps für das Wohlbefinden Ihrer Füße.

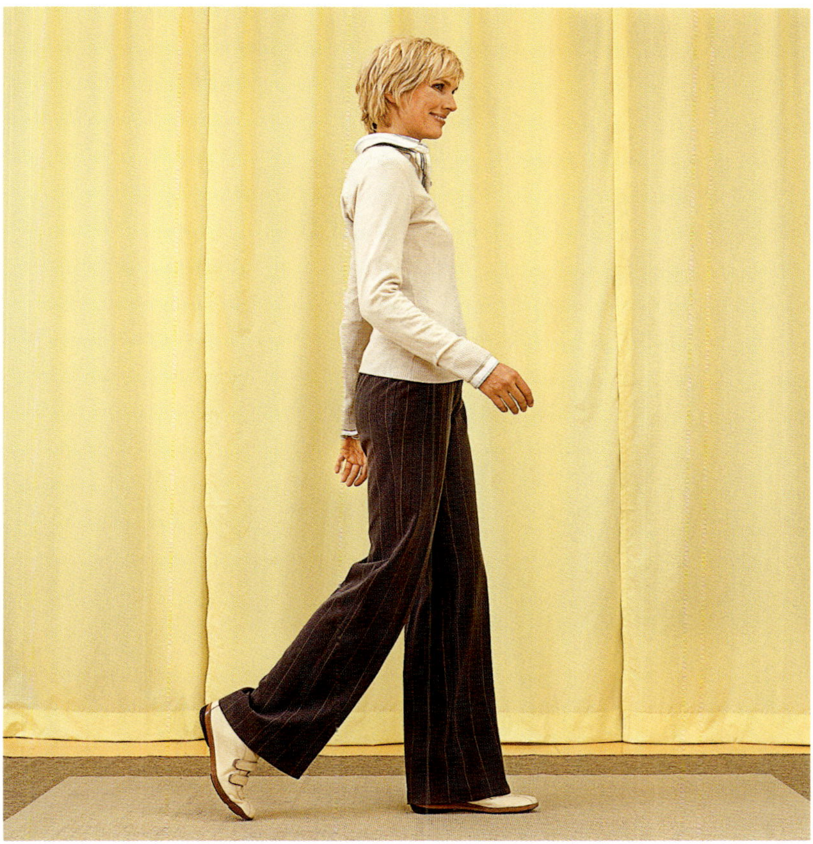

Die richtigen Schuhe unterstützen Ihre Nackengesundheit.

Expertentipp

Mit den folgenden Tipps können Sie Ihren Füßen eine Menge Gutes tun und Beschwerden vorbeugen.

- Gehen Sie häufig barfuss: Zuhause und im Garten über Gras, Sand, Mulch und Kies. Ihre Fußmuskeln werden dabei richtig gefordert. Zusätzlich trainieren Sie auf diese Weise Ihre Bein- und Rückenmuskulatur sowie Ihre Feinkoordination.
- Machen Sie eher kleine Schritte als zu große. So fangen die Beinmuskeln Ihr Körpergewicht aktiv ab.

Regelmäßige Fußgymnastik

- Beugen und Strecken Sie abwechselnd die Zehen.
- Spreizen Sie die Zehen wie einen Fächer.
- Greifen Sie mit den Zehen verschiedene Gegenstände (z. B. Socken, Bleistift).
- Raupenbewegung: Bewegen Sie sich durch Beugen und Strecken der Zehen nach vorne.
- Massieren Sie Ihre Fußsohle, indem Sie z. B. über einen Tennis- oder Igelball rollen.

Der Schuhkauf

- Schuhe sollten wie eine zweite Haut sein!
- Achten Sie auf die richtige Länge (die Füße können unterschiedlich lang sein) und Weite der Schuhe. Die Schuhsohle muss das natürliche Abrollverhalten des Fußes unterstützen.
- Achten Sie auf eine gute Dämpfung im Fersenbereich. 3/5 des Körpergewichts wirken auf die Ferse.
- Achten Sie auf eine ausreichende Zehenfreiheit und damit Bewegungsmöglichkeit.
- Achten Sie auf ein stützendes, aber individuelles Fußbett, wenn Sie viel stehen müssen. Eine optimale Führung des Fußes im Schuh gibt zusätzlichen Halt.
- Schuhe mit einer leichten Absatzerhöhung von ca. 2 Zentimeter entlasten die Achillessehne.

Wie man sich bettet …

Wie sieht Ihre Schlafhaltung aus?

Sie haben bereits mit Schulter-Nacken-Beschwerden zu tun und erhoffen sich von der Nachtruhe Entspannung und Erholung. Das Gegenteil ist jedoch der Fall: Morgens fühlt sich Ihr Nacken oft steif und verspannt an, Bewegungen sind schmerzhaft. Nachts werden Sie wach, da Sie einen erheblichen Druck auf Ihren Schultern verspüren sowie Ausstrahlungen in die Arme bis hin zum Einschlafen der Hände und Finger.

Erholsamer Schlaf fördert Ihre Entspannung und lässt Sie aktiv und leistungsfähig sein. Gestörter Schlaf dagegen kann Ihnen am Tag Probleme bereiten. Sie fühlen sich dann den vielfältigen Anforderungen nicht gewachsen.

Wie können Sie die erhoffte Entspannung erreichen? Ein Teil der Lösung: eine gute Schlafhaltung!

Schulterkomfort im Bett

In einer günstigen Schlafhaltung bleibt die natürliche Form der Wirbelsäule mit ihren Schwingungen erhalten. Ein flexibler Lattenrost mit einer entsprechenden Matratze und einem nackengerechten Kopfkissen trägt wesentlich zur Entlastung bei.

Ungünstige Schlafhaltungen führen zu einer stärkeren Beugung, zur Überstreckung oder zum Abknicken der Halswirbelsäule. Dabei werden die Arterien und die Nerven ungünstig belastet. Bereits bestehende Verspannungen Ihrer Schulter- und Nackenmuskeln werden

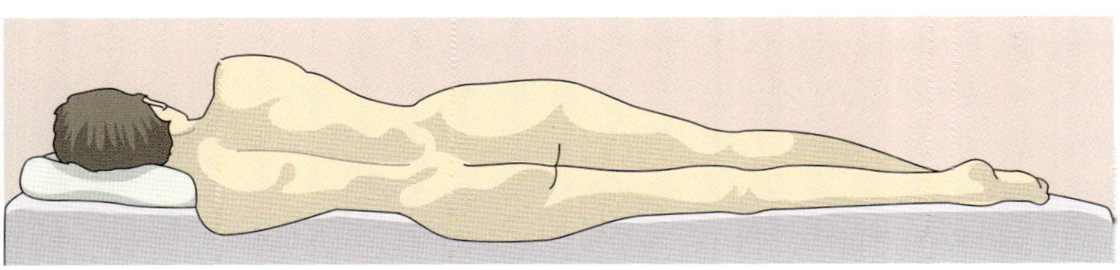

So sieht eine optimale Nacken- und Rückenunterstützung aus.

verstärkt. Druckbelastungen auf einzelne Körperpartien wie die Schultern wirken sich negativ aus. Zur Druckentlastung tragen so genannte Schulterkomfortzonen der Matratze bei. Sie ermöglichen ein Einsinken der Schulter.

T ***Expertentipp***

- **Eigentlich ist der Ausdruck »Kopfkissen« für ein Nackenkissen falsch. Denn zur Entlastung des Nackens ist ein Kissen nötig, das die Nackenmulde ausfüllt und nicht den Kopf stützt.**
- **Es gibt nicht »das eine Nackenkissen«. Finden Sie Ihr individuell unterstützendes Nackenkissen. Ihre persönlichen Maße, wie der Schulter-Hals-Abstand oder die Ausprägung der Wirbelsäulenkrümmungen müssen Sie dabei auf jeden Fall berücksichtigten.**
- **Nutzen Sie Angebote, bei denen Sie das Kissen 14 Tage testen können. Für Ihren Körper bedeutet ein neues Kissen durch die »Umprogrammierung« Ihrer Schlafhaltung Schwerstarbeit. Zunächst können sich daher die Beschwerden verstärken.**
- **Haben Sie das für Sie richtige Kissen gefunden, so sollten Sie es auch auf Reisen mitnehmen!**
- **Vermeiden Sie die ungünstigere Bauchlage. Die Halswirbelsäule wird dabei seitlich gedreht und es werden Muskeln einseitig überbeansprucht. Zudem stehen Nerven und Blutgefäße unter Dauerdruck.**
- **Die Bauchlage ist trotz der Nackenbeschwerden Ihre Lieblingsschlafposition: Wie können Sie umlernen? Legen Sie sich dazu in die günstigere Seitenlage. Durch ein dickes Kissen, das Sie sich vor den Bauch klemmen, werden Sie daran gehindert, sich in die Bauchlage zu drehen. Diese »Unterstützung« müssen Sie sicherlich einige Wochen anwenden, bevor Sie auch ohne extra Kissen seitlich schlafen.**

Sport treiben – aber richtig

Positive Wirkungen des Sports nutzen

Die Erkenntnis, für die Gesundheit sportlich aktiver sein zu müssen, rückt mehr und mehr in unser Bewusstsein. Allerdings zeigen sich immer noch Probleme, die sportliche Aktivität regelmäßig in den Alltag einzubauen. Das »Keine-Zeit-Argument« ist das eine, aber viele folgen dem Motto » Wer nichts tut, kann auch nichts falsch machen.« Stattdessen sollten Sie die vielfältigen positiven Wirkungen des Sports für Ihr körperliches und psychisches Wohlbefinden nutzen. Wir unterstützen Sie auf Ihrem Weg, die für Sie geeigneten Sportarten zu finden. Eine professionelle Anleitung hilft, falsche Bewegungsabläufe und damit falsche Belastungen zu vermeiden!

Schlagen Sie dem Stress und den Nackenbeschwerden mit Schwung und Dynamik ein Schnippchen!

Nordic Walking & Walking

Nordic Walking ist momentan die Nummer eins auf der Gesundheitssportskala und erfreut sich immer größerer Beliebtheit. Viele Nordic Walker versuchen hoch motiviert, die in den Medien beschriebenen Vorteile für Ihre Gesundheit zu nutzen. Leider wird mehr am Stock »gegangen« und die Stöcke werden mehr getragen, als dass sie schwungvoll entsprechend einer dynamischen Ausdauersportart zum Einsatz kommen. Auf diese Weise wird ein wesentlich höherer Energieverbrauch und damit eine schnellere Gewichtsabnahme als beim reinen Walking eher nicht erreicht und Verspannungen speziell im Schulter- und Nackenbereich können so nicht behoben werden.

Das A und O beim Nordic Walking – die richtige Technik

Wie sehen denn Ihre Erfahrungen mit Nordic Walking aus? Konnten Sie Verspannungen im Schulter-Nacken-Bereich erfolgreich lösen? Gerade an Sportanfänger werden durch den Stockeinsatz hohe koordinative Anforderungen bei der Bewältigung des Zusammenwirkens von Arm-, Stock- und Beinbewegung gestellt. Eine verkrampfte Be-

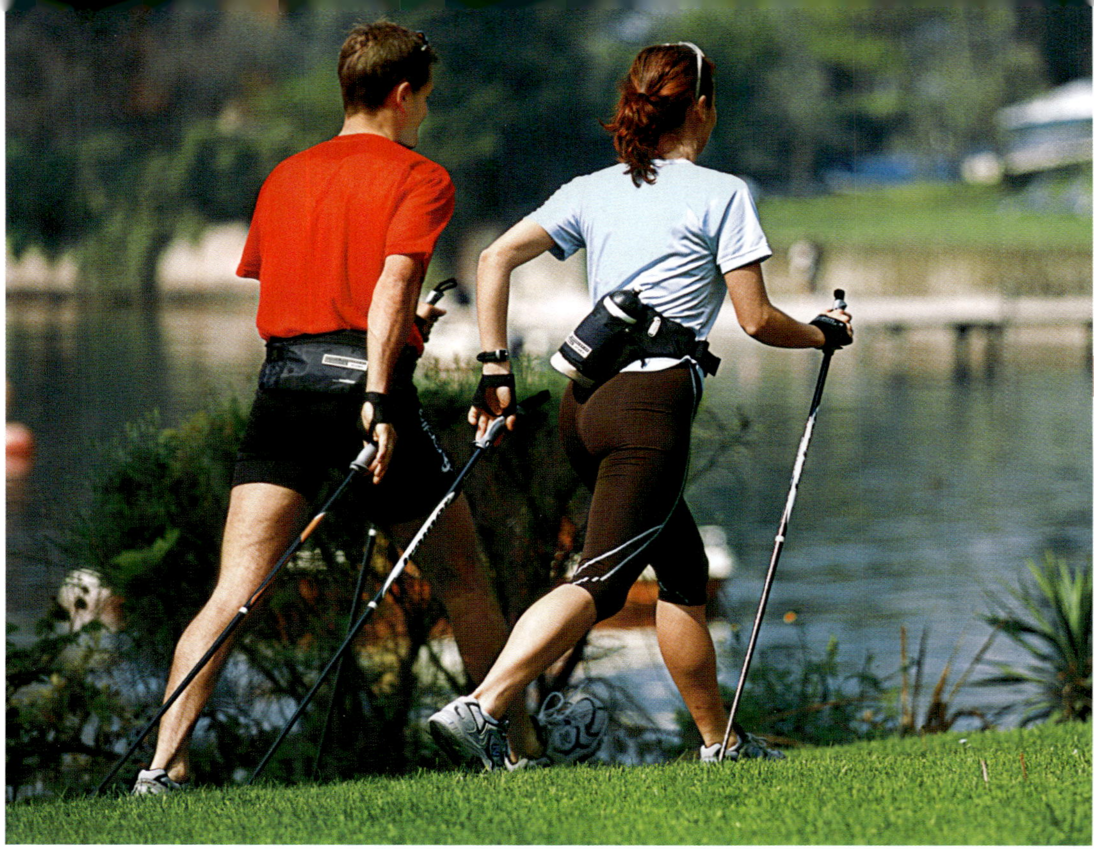

Nordic Walking – aber richtig!

wegungsausführung ist meist die Folge. Vor allem durch den falschen Stockeinsatz vorne oder in Hüfthöhe und die falsche Ansteuerung der Muskulatur (siehe S. 67 ff.), kommt es zu einem schädlichen Effekt auf den Schulter- und Nackenbereich. So sollten Menschen mit Halswirbelsäulen- und Nackenproblemen mit Walking beginnen, um unter unbelasteten Bedingungen erst einmal Verspannungen im Schulter-Nacken-Bereich durch einen aktiven Armschwung zu reduzieren. Später kann dann die richtige Nordic-Walking-Technik gekoppelt mit der richtigen Muskelbeanspruchung durch Anleitung eines Nordic-Walking-Therapeuten erlernt werden.

Adressen von Nordic-Walking-Therapeuten in Ihrer Nähe finden Sie auf der Homepage des Deutschen Walking Instituts unter: www. walking.de.

Ohne korrekte Anleitung werden die Stöcke durch einen verstärkten Einsatz der Schulter- und Nackenmuskulatur bewegt. Durch ein Anheben der Arme und damit einem Hochziehen der Schultern werden zusätzlich falsche Reize auf bereits verkürzte Muskeln gesetzt. Schmerzhafte Verspannungen werden so nicht geringer. Im Gegenteil: Sie verstärken sich weiter. Wollen Sie Ihre Verspannungen im Schulter- und Nackenbereich loswerden, ist eine richtige Technik mit einem runden, harmonischen und schwungvollen Bewegungsablauf erforderlich. Entscheidend hierfür ist die Gegenrotation von Becken und Schultern. Diese Gegenrotation reicht aus, um den Arm nur wenig nach vorne zu schwingen, den Stock hinter dem Körper einzustechen und jetzt einen langen Armschwung nach hinten umzusetzen.

Walking ist top

Das reine Walking entspricht fast der natürlichen Gehbewegung und ist deshalb einfach zu erlernen. Die Füße werden von der Ferse zu den Zehen abgerollt. Damit entsteht ein dynamischer Abdruck nach vorne. Der Oberkörper ist aufrecht und der Blick richtet sich nach vorne. Die Arme sind angewinkelt und schwingen neben dem Körper locker vor und aktiv zurück. Der Muskelstoffwechsel wird mit Walking wirkungsvoll angekurbelt.
Nutzen Sie den Walking-Vorteil: nicht am Stock zu gehen! Durch das Gehen über Unebenheiten im Gelände geben wir unserem Nervensystem Reize, die unsere Tiefensensibilität schulen und so das Zusammenspiel von Muskeln und Nerven verbessern. In der Bewältigung vieler Alltagsanforderungen spielt genau das eine wichtige Rolle.

Unser Trainingstipp: Kombinieren Sie beide Sportarten. Damit vermeiden Sie ein monotones und einseitiges Training.

Radfahren

Radfahren genießt eine immer größer werdende Popularität in der Bevölkerung. Ob auf dem Weg zur Arbeit, zum Einkaufen oder zu einem Ausflug in die Natur stellt das Fahrrad ein gelenkschonendes Fortbewegungsmittel dar. Bevor Sie sich jedoch ein Fahrrad anschaffen, sollten Sie überlegen, für welchen Zweck Sie das Rad benutzen wollen. Wollen Sie längere Touren machen, sich sportlich im Gelände tummeln oder auf der Straße fahren? Für die jeweilige Beanspruchung gibt es das geeignete Rad. Gesundheitsorientierte Fahrräder bieten

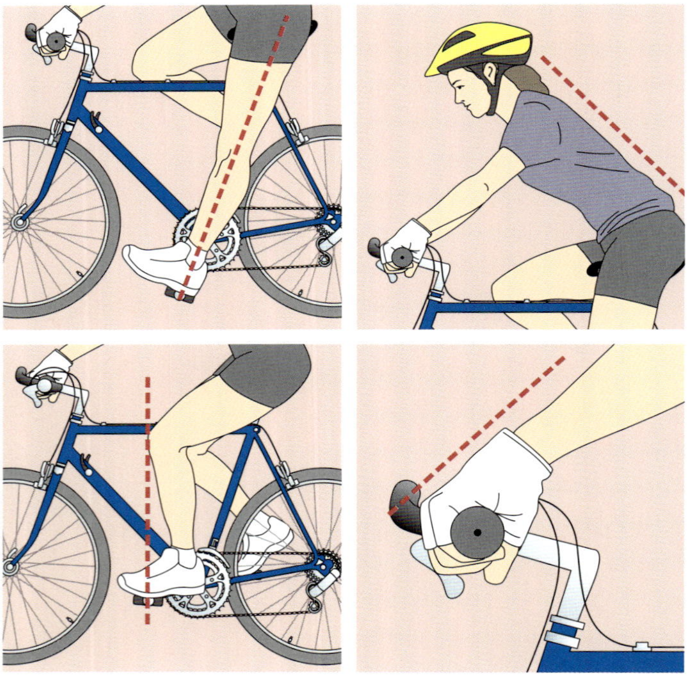

für wirbelsäulen- und gelenkschonendes Fahren einen tiefen Einstieg sowie eine spezielle Federung. Sie eignen sich mehr für die Stadt und für kleinere Touren.

Eingeschlafene Finger, schmerzende Handgelenke und einen steifen Nacken kennen leider viele Radfahrer nur zu gut. Wir zeigen Ihnen, wie Radfahren zu einem »nackenfreundlichen« Vergnügen werden kann. Entscheidend ist dabei die richtige Sitzposition. Sie wird nur erreicht, wenn Ihre Körpergröße und die Rahmengröße des Rades optimal aufeinander abgestimmt sind.

Auf diese Weise muss Ihr Fahrrad eingestellt sein, damit Sie richtig sitzen.

Tipps für die richtige Sitzposition

- **Sitzhöhe:** Setzen Sie sich auf den Sattel und stellen Sie einen Fuß mit der Ferse auf das unten stehende Pedal. Das Bein sollte nicht ganz durchgestreckt sein. Das Bein bildet die Verlängerung des Sattelrohrs.
- **Sattelposition:** Der Sattel ist immer in einer waagerechten Position eingestellt. Vermeiden Sie eine Vor- oder Rückneigung, sie würde Ihre Wirbelsäule belasten.
- **Lenkerposition:** Wählen Sie die Position so, dass Sie mit geradem Oberkörper sitzen. Ihre Arme sollten im Ellenbogen leicht gebeugt

sein, die Handgelenke bilden die gerade Verlängerung der Unterarme. Der Lenker sollte eine Vielzahl von Griffvarianten zulassen.

Spezielle Dehnung für Radfahrer

1 Gerade für den passionierten Radfahrer ist das Dehnen des Hüftbeugemuskels besonders wichtig. Augrund der Sitzhaltung und der Verkürzungstendenz dieses Muskels kippt das Becken nicht selten nach vorne ab, so dass es zu einem erhöhten Druck auf die Lendenwirbelsäule kommt. Der Hüftbeuger reagiert kompensierend und belastet wiederum zunehmend die Nackenmuskeln. Dehnen Sie diesen Muskel, indem Sie einen weiten Ausfallschritt machen und sich mit dem hinteren Bein hinknien. Bewegen Sie Ihr Becken so nach vorne und unten, dass Sie ein Ziehen in der Leistengegend spüren. Verstärken Sie die Dehnung, indem Sie das Gesäß zusätzlich fest anspannen.

Halten Sie beim Radfahren den Kopf aufrecht und ziehen Sie die Schulterblätter immer einmal wieder in Richtung Sattel.

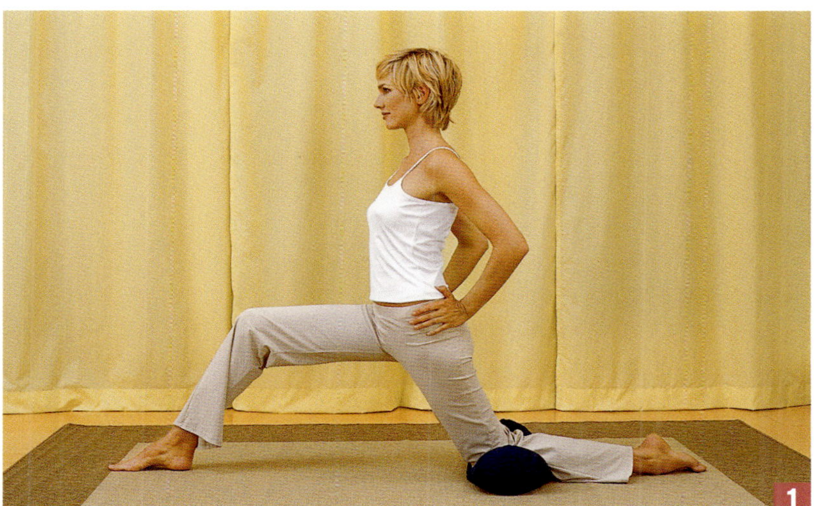

1

So dehnen Sie Ihre Hüftbeugemuskulatur.

! *Ihr Lockerungs- und Dehnprogramm beim Radfahren*

- **Sie können die Übungen vor und nach der Radtour sowie in den Pausen durchführen.**
- **Kreisen Sie die Schultern rückwärts. Lassen Sie dabei die Arme locker hängen.**
- **Dehnen Sie die Brustmuskulatur, indem Sie die Hände in die »Banküberfallstellung« hochnehmen. Ziehen Sie aber nicht die Schultern hoch. Dann ziehen Sie die Ellbogen leicht nach hinten und schieben dabei den Kopf nach hinten.**
- **Dehnen Sie die Halsmuskulatur: Neigen Sie den Kopf zu linken Seite und ziehen Sie den Gegenarm nach unten. Dann gegengleich durchführen.**
- **Drehen Sie Ihren Kopf langsam von links nach rechts und umgekehrt.**
- **Dehnen Sie die Oberschenkelvorderseite: Sie stehen im Einbeinstand. Ziehen Sie den Fuß zum Gesäß, halten Sie aber dabei die Oberschenkel parallel. Spannen Sie Bauch- und Gesäßmuskulatur an. Wechseln Sie dann das Standbein.**
- **Dehnen Sie die Oberschenkelrückseite: Stellen Sie die Ferse des vorderen Beines auf den Boden. Ziehen Sie die Fußspitze hoch. Schieben Sie das Gesäß nach hinten heraus. Verlagern Sie nun das Gewicht auf das hintere Bein, dabei wird das Knie hinten gebeugt. Dann zur anderen Seite durchführen.**
- **Halten Sie die Dehnungen jeweils 20 Sekunden lang.**

Schwimmen

Sie gehen gerne Schwimmen, um durch den Auftrieb des Wassers Ihre Gelenke und Wirbelsäule zu entlasten. Ihr bevorzugter Schwimmstil ist das Brustschwimmen. Hinterher fühlt sich Ihr Nacken steif und unbeweglich an. Die vermehrte Anspannung kann auch Kopfschmerzen verursachen. Woran liegt das?
Ursache hierfür ist eine schlechte Schwimmtechnik: Sie liegen nicht flach im Wasser. Ihr Oberkörper hat eine steile Position. Die Beine

hängen nach unten. Als Folge ragt Ihr Kopf weit aus dem Wasser. Den Armzug führen Sie nicht ganz aus, so dass die Schultern immer vorgezogen bleiben und Sie vermehrt Ihre Brustmuskeln einsetzen. Der Kopf wird in den Nacken genommen, was die Durchblutung reduziert und Verspannungen zur Folge hat.
Für Sie wäre in diesem Fall dann Aquajogging, das Laufen im Wasser, besser geeignet. Aquajogging kann mit oder ohne Bodenkontakt erfolgen. Falls Sie ohne den Boden zu berühren laufen wollen, bietet sich eine so genannte Auftriebshilfe an, ein Aquajogging-Gürtel, der im Sportgeschäft erhältlich ist. Mit dem Gürtel joggen Sie beinahe stehend im Wasser, was Ihnen Ihre Nackenmuskulatur herzlich danken wird.

Altdeutsches Rückenschwimmen – nur bei richtiger Technik gut für den Nacken.

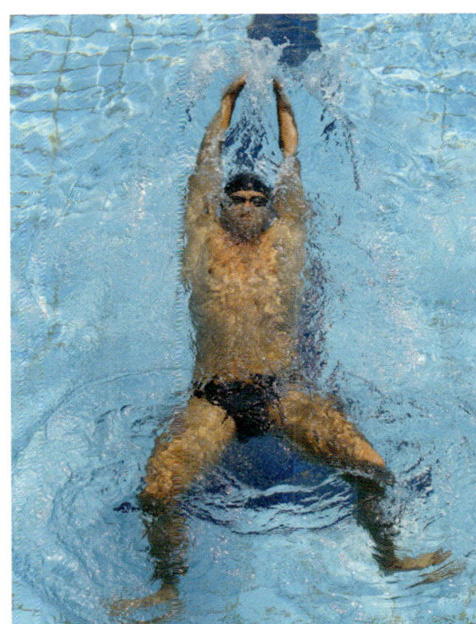

Rückenschwimmen

Ein weiterer Schwimmstil ist das so genannte altdeutsche Rückenschwimmen, das in Bädern häufig zu sehen ist. Bei richtiger Technik führt dieser Stil zu einer optimalen Entlastung der Schulter-Nacken-Region. Doch auch hier treten wie beim Brustschwimmen häufig Probleme im Schulter-Nacken-Bereich auf. Typischer Fehler: Der Kopf ragt weit aus dem Wasser heraus, anstatt entspannt durch den Auftrieb getragen zu werden.

Trocken oder nass – ungesund oder gesund?

Bei beiden Schwimmstilen müssen Sie sich entscheiden: Die Haare bleiben trocken zugunsten vermehrter Beschwerden oder die Haare werden nass, weil Sie eine entspannte Kopfhaltung einnehmen, um Beschwerden zu vermeiden oder zu reduzieren.

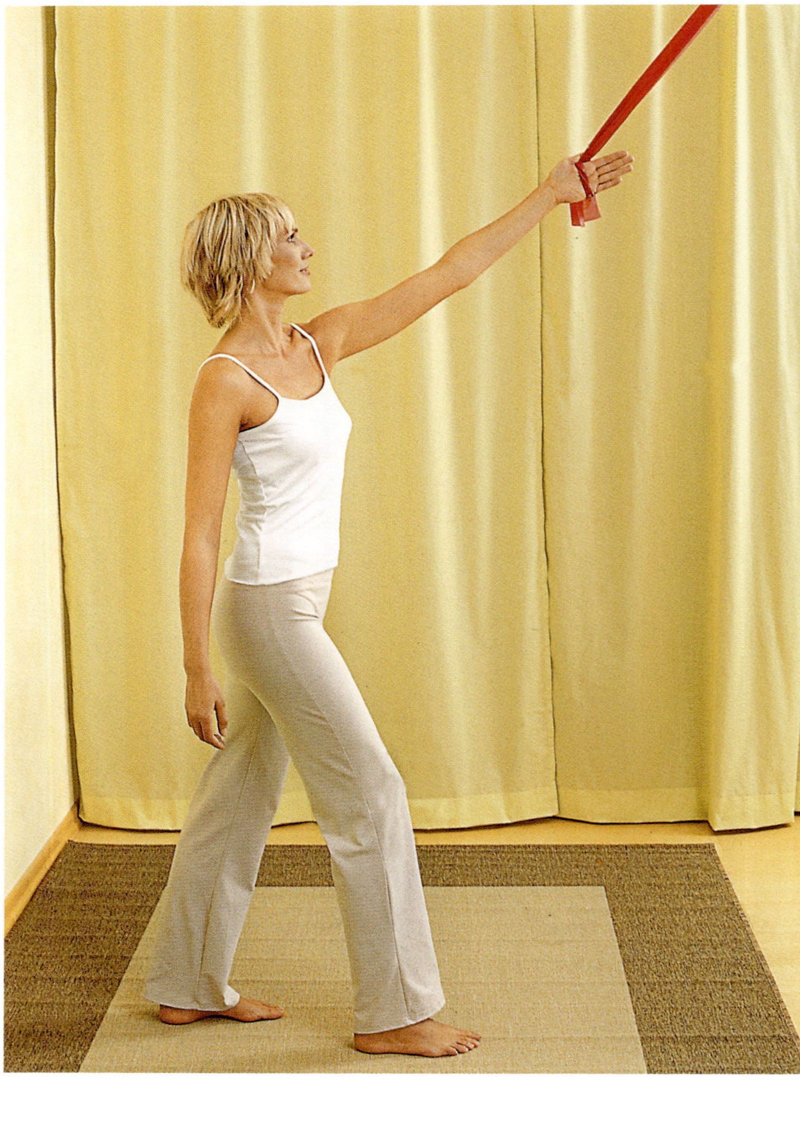

Diese Übung ist ideal zur Kräftigung der Arm- und Schulter-muskulatur.

Fitnesstraining

Sie gehen regelmäßig ins Fitnessstudio oder führen Ihr Training an Kraftrainingsgeräten und mit Hanteln immer zuhause durch. Dabei spüren Sie oft anstatt der erhofften Linderung eine Verstärkung Ihrer Schulter-Nacken-Beschwerden. Wie können Sie diese vermeiden oder zumindest reduzieren? Die richtige Übungsauswahl, eine gute Ausgangsstellung, der korrekte Bewegungsablauf sowie die passende Belastungsdosierung sind für den Erfolg beim Training die Hauptkriterien.

Tipps für Ihr Fitnesstraining

Die Übungsauswahl: Bei der richtigen Übungsauswahl muss berücksichtigt werden, welche Muskeln eher verkürzt oder abgeschwächt sind. Eine weitere Kräftigung bereits verkürzter Muskeln wie beispielsweise der Brustmuskulatur oder des Kapuzenmuskels, der vom Hinterhaupt zur Schulter zieht, verstärken die Verspannungen und Fehlhaltungen.

Die Ausgangsstellung: Häufig sind nachlässige Haltungen zu beobachten. Nehmen Sie eine aufgerichtete und stabile Ausgangstellung ein. Denken Sie an die »neu erlernte Software«. Ziehen Sie Schultern und Schulterblätter nach unten Richtung Becken.

Der Bewegungsablauf: Achten Sie auf den korrekten Bewegungsablauf der jeweiligen Übung. Sie sollten vor allem Bewegungen durchführen, die von vorne-oben nach hinten-unten durchgeführt werden. Verzichten Sie auf Bewegungen, bei denen Sie mit Bändern oder Gewichten von unten nach oben ziehen oder heben. Die Bewegungen sollen ruhig und fließend ausgeführt werden. Machen Sie keine ruckartigen Bewegungen.

Die Belastungsdosierung: Achten Sie darauf, dass Sie sich nur so viel Widerstand zumuten, dass Sie die Bewegungsausführung - vor allem hinten an den Schulterblättern - noch im Griff haben.

Freizeitspiele

Beim Freizeitspiel können Sie sich entspannen und lernen, die vielen schönen Momente des »Spielens« zu genießen!

In Ihrer Freizeit oder aber auch im Urlaub nutzen Sie gerne Freizeitspiele. Exemplarisch zählen wir hier Tischtennis und Badminton (Federball) auf. Hierbei spüren Sie wieder verstärkt Schmerzen im Schulter-Nacken-Bereich. Wie können Sie diese Beschwerden reduzieren oder sogar ganz vermeiden? Indem Sie die nachfolgenden Tipps beherzigen!

Tipps für Ihre Freitzeitspiele

Die Bewegungsabläufe: Sie erfolgen vor bzw. teils überkopf. Wechseln Sie beim Badminton Schlagtechniken von unten und Über-Kopf-Techniken ab. Denken Sie an die »neu erlernte Software«. Ziehen Sie die Schultern und die Schulterblätter immer einmal wieder nach unten Richtung Becken.

Die Belastungsdosierung: Kurze Spielphasen wechseln mit aktiven Pausen ab, in der Sie die beanspruchten Muskeln lockern und gezielt dehnen.

- Wärmen Sie sich vor dem Spiel immer gut auf.
- Bringen Sie Ihren Kreislauf durch ein paar Minuten schnelles Walken in Schwung.
- Spielen Sie sich durch einige ruhige Schläge langsam ein.
- Führen Sie keine abrupten Bewegungen durch.
- Variieren Sie die Belastung durch die Größe des Spielfelds.
- Verringern Sie das Spieltempo durch ein höheres Netz.
- Zum Abschluss führen Sie Lockerungs- und Dehnübungen durch.

Ganz entspannt auf Reisen

Problemlos Auto fahren

Sie sind aus beruflichen und privaten Gründen häufig auf Reisen. Dabei benutzen Sie Ihr Auto, fahren per Bahn oder fliegen mit dem Flugzeug. Nach langen Reisen schmerzt Ihr verspannter Nacken und Sie leiden öfter unter Kopfschmerzen. Sie fühlen sich müde und abgeschlagen. Die Ursachen dafür liegen in ungünstigen und starren Sitzhaltungen. Ihre Muskeln verkrampfen, die Durchblutung verschlechtert sich und die Organe werden dadurch unzureichend mit Sauerstoff versorgt. Damit Sie Ihr Reiseziel beispielsweise mit dem Auto entspannt erreichen, sollten Sie der Einstellung des Autositzes und Ihrer Sitzposition besondere Beachtung schenken.

Expertentipp

Stellen Sie Ihren Autositz folgendermaßen ein:

- **Die Rückenlehne soll um ca. 20 Grad aus der Senkrechten nach hinten geneigt sein. Sie bildet einen Winkel von etwa 110 Grad zur Sitzfläche.**
- **»Besitzen« Sie die ganze Sitzfläche. Ihre Oberschenkel liegen locker auf. Die Sitzfläche sollte 2 bis 3 Finger breit vor der Kniekehle enden, damit die Blutzirkulation in den Beinen nicht behindert wird.**
- **Ihr Oberkörper hat vollständigen Kontakt zur Rückenlehne. Durch die Lordosestütze sollen die Lendenwirbelsäule und der obere Beckenrand aktiv stabilisiert werden. Bei längeren Fahrten verändert sich aber die Position der Wirbelsäule durch Ermüdung. Verstellbare Lordosestützen sollten Sie deshalb in ihrer Einstellung variieren.**
- **Fassen Sie das Lenkrad links und rechts mit beiden Händen. Dabei sind Ihre Arme leicht gebeugt. Die Schultern müssen Kontakt zur Lehne haben.**
- **Die Seitenführung an der Sitzfläche stabilisiert die Beine beim Fahren. Das Kupplungspedal sollten Sie voll durchtreten können, ohne dabei mit dem Gesäß nach vorne zu rutschen. Wenn Sie Ihr linkes Bein aufsetzen, sollte es leicht angewinkelt sein.**
- **Die Mitte der Kopfstütze sollte sich ungefähr auf Augenhöhe befinden und der Abstand zum Hinterkopf nur wenige Zentimeter betragen.**

Keine Sitzhaltung ist so optimal, dass sie dauerhaft eingenommen werden sollte! Deshalb müssen Sie kleinste Veränderungen der Haltung während der Fahrt zur Entlastung nutzen.

Ihr Schulter-Nacken-Kurzprogramm im Auto

Nutzen Sie dazu die rote Ampel oder einen Stau.

- Stemmen Sie beide Arme gegen den Autohimmel.
- Legen Sie Ihre Hände locker übereinander. Strecken Sie Ihre Arme nach vorne und lassen Sie dabei die Ellbogen leicht gebeugt. Die Handinnenflächen zeigen zum Lenkrad. Stemmen Sie sich leicht gegen das Lenkrad, um Ihre Schulterblattmuskeln zu dehnen.

! *Ihr Dehnprogramm für den Parkplatz*

- **Seitliche Halsmuskulatur: Neigen Sie Ihren Kopf nach links, den Arm der Gegenseite schieben Sie nach unten. Entsprechend gegengleich wiederholen.**
- **Hintere Halsmuskulatur: Ihr Kopf ist aufgerichtet. Denken Sie an die »Giraffe« (S. 65). Ziehen Sie jetzt Ihr Kinn zum Brustbein.**
- **Oberschenkelvorderseite: Sie stehen auf dem rechten Bein, fassen den linken Fuß und ziehen ihn in Richtung Gesäß, bis Sie eine Dehnung vorne im Muskel spüren. Verstärken Sie die Dehnung, indem Sie die Gesäßmuskeln fest anspannen. Standbein wechseln und wiederholen.**
- **Oberschenkelrückseite: Sie stehen hüftbreit. Setzen Sie den linken Fuß nach vorne und ziehen Sie die Fußspitze Richtung Schienbein. Das Gesäß schieben Sie nach hinten. Der Rücken ist aufgerichtet. Ziehen Sie dabei den Kopf nicht in den Nacken. Zur anderen Seite wiederholen.**
- **Wadenmuskulatur: Sie stehen im hüftbreiten Stand. Mit dem linken Fuß machen Sie einen Schritt nach vorne. Verlagern Sie Ihr Körpergewicht nach vorne, dabei das vordere Bein beugen, das hintere Bein strecken. Seite wechseln.**

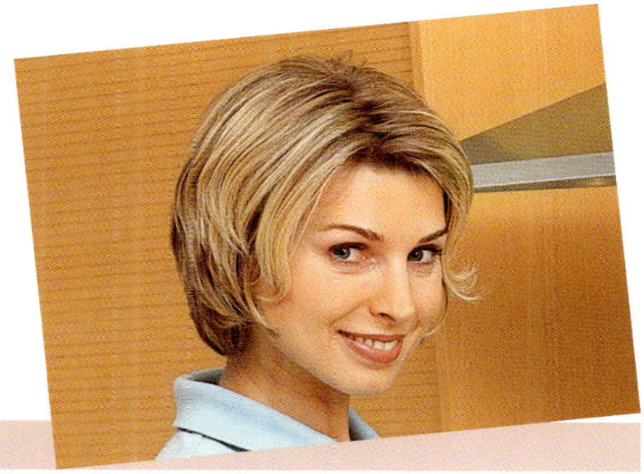

- Dehnen Sie Ihre Fingermuskeln: Spreizen Sie die Finger und legen Sie dazu die Fingerkuppen aneinander. Üben Sie einen leichten Druck aus.
- Stützen Sie sich seitlich am Sitz hoch und ziehen Sie dabei Ihre Schulterblätter nach unten.

Tipp: Unterbrechen Sie Ihre Autofahrt durch häufigere Kurzpausen. Lockern Sie dabei Ihren Körper durch Recken und Strecken. Dehnen Sie gezielt Ihre angestrengten Schulter-Nacken-Muskeln, aber auch Ihre Beinmuskeln.

Bewegung für Flugzeug und Bahn

Bei Reisen per Bahn oder Flugzeug ist Ihr Bewegungsraum stark eingeschränkt. Doch auf engstem Raum ist Platz für Bewegung.

Aktivieren Sie Ihre Wadenmuskelpumpe:

Die Übungen sind im Sitzen und Stehen durchführbar.

- Drücken Sie sich auf Ihre Zehenspitzen hoch und senken Sie die Füße dann bis zum vollständigen Bodenkontakt.
- Heben Sie im Wechsel Ihre Fußspitzen und Ihre Fersen in einer gleichmäßigen Abrollbewegung.
- Trainieren Sie gleichzeitig Ihre Koordination, indem Sie Ihre Füße jetzt gegengleich bewegen.

Entlasten Sie Ihren Nacken:

- Sie sitzen aufrecht und legen Ihre Hände an den Hinterkopf. Ihre Ellbogen zeigen zur Seite. Sie spüren eine Dehnung der Brustmuskulatur. Atmen Sie tief in diesen Brustbereich hinein.
- Denken Sie an die »Giraffe« (S. 65): Strecken Sie den Kopf nach oben. Dabei schieben Sie Ihren Hinterkopf nach hinten. Sie verspüren eine leichte Dehnung der Nackenmuskulatur.

Entspannt bei der Haus- und Gartenarbeit

Tatort Haushalt

Ihr Nacken schmerzt bereits. Sie haben aber heute Abend Gäste und müssen dafür noch Einkäufe erledigen und vor allem auch die schweren Einkaufskörbe schleppen. Dann beginnen Sie mit den Vorbereitungen in der Küche: Obst und Gemüse waschen und schneiden, den Rührteig kneten, die ganzen Zutatengläser aufschrauben und und und. Kennen Sie diese »Nackenkiller«?
Wenn mit Kraft gearbeitet werden muss, wie z. B. beim Kneten eines Teiges, werden zusätzlich die Schultern hochgezogen. Hängt das mit der Macht der Gewohnheit oder vielleicht mit einer zu hohen Arbeitsfläche zusammen? Wahrscheinlich beides. Dann erinnern Sie sich jetzt bitte wieder an die »neue Software«: Arbeiten Sie mit den Armen vor dem Körper, dann ziehen Sie immer wieder bewusst und aktiv die Schulterblätter abwärts Richtung Becken. So entlasten Sie Ihren Nacken und die Schultern gleichzeitig.

Harte Belastungen für den Nacken

Wer kennt das nicht: Das Frühjahr lockt uns mit den ersten Sonnenstrahlen in den Garten. Man verspürt wieder Lust auf die Gartenarbeit. Viele unterschiedliche Tätigkeiten warten hier: Baum- und Strauchschnitt, vertrocknete Blumenstände abschneiden, Blätter harken, Lockern der Erde, Vertikutieren, Rasenmähen. Auch die Kübelpflanzen wollen nach dem Winter wieder auf die Terrasse oder den Balkon gestellt werden.

> **T** ***Move-Tipp für Szene 1 bis 5***
>
> **Entlasten Sie durch den gezielten Einsatz von Lockerungs- und Dehnübungen Ihre Muskeln.**

Szenen bei der Gartenarbeit

Szene 1: In der Regel mutet man sich zu viel Arbeit auf einmal zu. Prompt reagiert der Körper mit Schulter-Nacken- und Armbeschwerden auf die ungewohnten Dauerbelastungen.

Expertentipp

- **Wie ermitteln Sie Ihre richtige Arbeitshöhe in Ihrer Küche? Stellen Sie sich vor die Arbeitsfläche. Die Arbeitshöhe sollte sich ungefähr in Bauchnabelhöhe befinden.**
- **Je nach Art der Tätigkeit und dem erforderlichem Krafteinsatz muss man eine niedrigere Arbeitshöhe wählen. Überlegen Sie, wie Sie in Ihrer Küche ohne großen Aufwand unterschiedliche Arbeitshöhen schaffen können. Beispielsweise durch einen niedrigeren mobilen Küchenwagen oder einen Aufsatz auf eine bestehende Arbeitsfläche, z. B. ein dickeres Holzbrett.**

Tipp: Verteilen Sie die Tätigkeiten auf mehrere Tage. Variieren Sie sie mit unterschiedlichen Anforderungen.

Szene 2: Eine typische Arbeit in der Über-Kopf-Haltung ist der Baumschnitt.
Tipp: Richten Sie sich Ihre Arbeitshöhe so komfortabel wie möglich durch den Einsatz von Leitern ein.

Szene 3: Arbeiten mit nach vorne gestreckten Armen, z. B. beim Rasenmähen.
Move-Tipp: Hier ist es jetzt besonders wichtig, dass Sie sich immer wieder zur Aufrichtung zwingen und die Schulterblätter abwärts ziehen.

Szene 4: Sie haben Blumenerde für Ihr Gartenbeet gekauft und wollen sie nun verteilen.
Tipp: Nutzen Sie zum Transportieren entweder einen Rollwagen, eine Sack- oder eine Schubkarre. Fahren Sie möglichst nahe an das Bett heran.

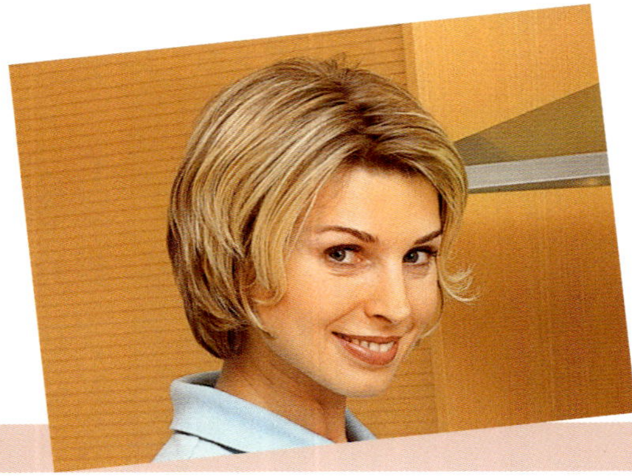

Expertentipp

- Ergonomische Griffe haben meistens eine Griffverstärkung, die ein entspanntes Greifen ermöglichen.
- Gebogene oder abwinkelbare Handgriffe sorgen für eine optimale Anpassung an Ihre natürliche Handhaltung. Ihr Handgelenk sollte immer die gerade Verlängerung des Unterarms bilden.
- Nutzen Sie immer die passenden Scheren für die jeweilige Schnittsituation, d. h. Stauden- oder Gehölzschnitt.
- Es gibt Gartenscheren, die sich entsprechend der Handgröße einstellen lassen.
- Nutzen Sie Teleskopstiele, für Arbeiten über Kopf- bzw. über Schulterhöhe sind sie ideale Helfer.
- Verwenden Sie z. B. Gartengeräte mit einem individuell einstellbaren Stiel. Sie lassen sich auf die Körpergröße des jeweiligen Nutzers einstellen.

Szene 5: Sie belasten Ihren Nacken durch das Tragen von schweren Gießkannen zum Bewässern von Sträuchern und Kübelpflanzen.
Tipp: Anstatt der Gießkannen sollten Sie den Gartenschlauch einsetzen.

Die richtigen Arbeitsgeräte verwenden

Ungünstige Arbeitshaltungen lassen sich nicht immer vermeiden. Wichtig ist es aber, dass Sie erkennen, dass eine bessere Dosierung Ihres Arbeitseinsatzes und das Bewusstwerden des richtigen Muskeleinsatzes zu einer Reduzierung von Beschwerden beitragen kann. Der Einsatz ergonomischer Gartengeräte, hilft Ihnen zusätzlich die »Nackenfallen« zu entschärfen. Sie unterstützen die Arbeit in günstigen Körper- und Gelenkstellungen. Der Krafteinsatz Ihrer Muskulatur wird nicht nur spürbar im Hand-Arm-Bereich, sondern auch in der Schulter-Nacken-Region reduziert. So können Sie weitere schmerzhafte Verspannungen vermeiden.

IHR INDIVIDUELLER BÜROCHECK

- ❑ Ich organisiere meine Arbeit im Büro so, dass ein Wechsel von Sitzen, Stehen und Bewegung regelmäßig erfolgt.
- ❑ Ich nutze unterschiedlich hohe Arbeitsflächen, weil ich deutlich die Entlastung meiner Schulter-Nacken-Region spüre.
- ❑ Ich übe einen aktiven Umgang mit den Arbeitsmitteln, d. h., ich stelle sie mir auf meine individuellen Körpermaße und Bedürfnisse ein.
- ❑ Ich werde kreativ, um mit einfachen Mitteln Belastungssituationen zu entschärfen.
- ❑ Zur Entlastung meiner Augen führe ich regelmäßig Augenübungen durch.
- ❑ Ich setze Lockerungs-, Dehn- und Qi-Gong-Übungen ganz bewusst zur Entschärfung meiner Nackenprobleme ein.

IHR INDIVIDUELLER HAUSHALTS-/GARTENCHECK

- ❑ Bei Über-Kopf-Arbeiten gehe ich möglichst nahe an die Arbeitsfläche durch den Einsatz einer Leiter heran. Wenn möglich, verwende ich einen Teleskopstiel z. B. beim Fensterputzen.
- ❑ Bei der Küchenarbeit denke ich häufig an die aktive Schulterblattbewegung abwärts Richtung Becken.
- ❑ Ich verteile meine Arbeiten. Ich muss nicht immer alles auf einmal erledigen.
- ❑ Lockerungs- und Dehnübungen setze ich gezielt zur Entspannung beanspruchter Muskulatur ein.
- ❑ Bei der Gartenarbeit wechsele ich unterschiedliche Tätigkeiten zur Entlastung ab.
- ❑ Was ich nicht unbedingt tragen muss, transportiere ich mit der Schub- oder Sackkarre.

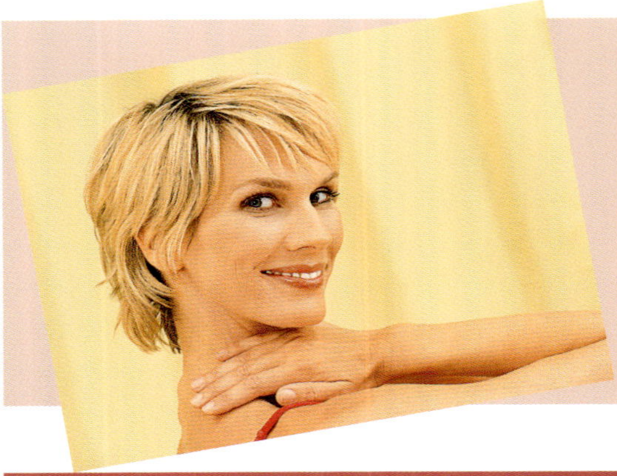

Trainingsphase – Wege zum Umgang mit Schmerz

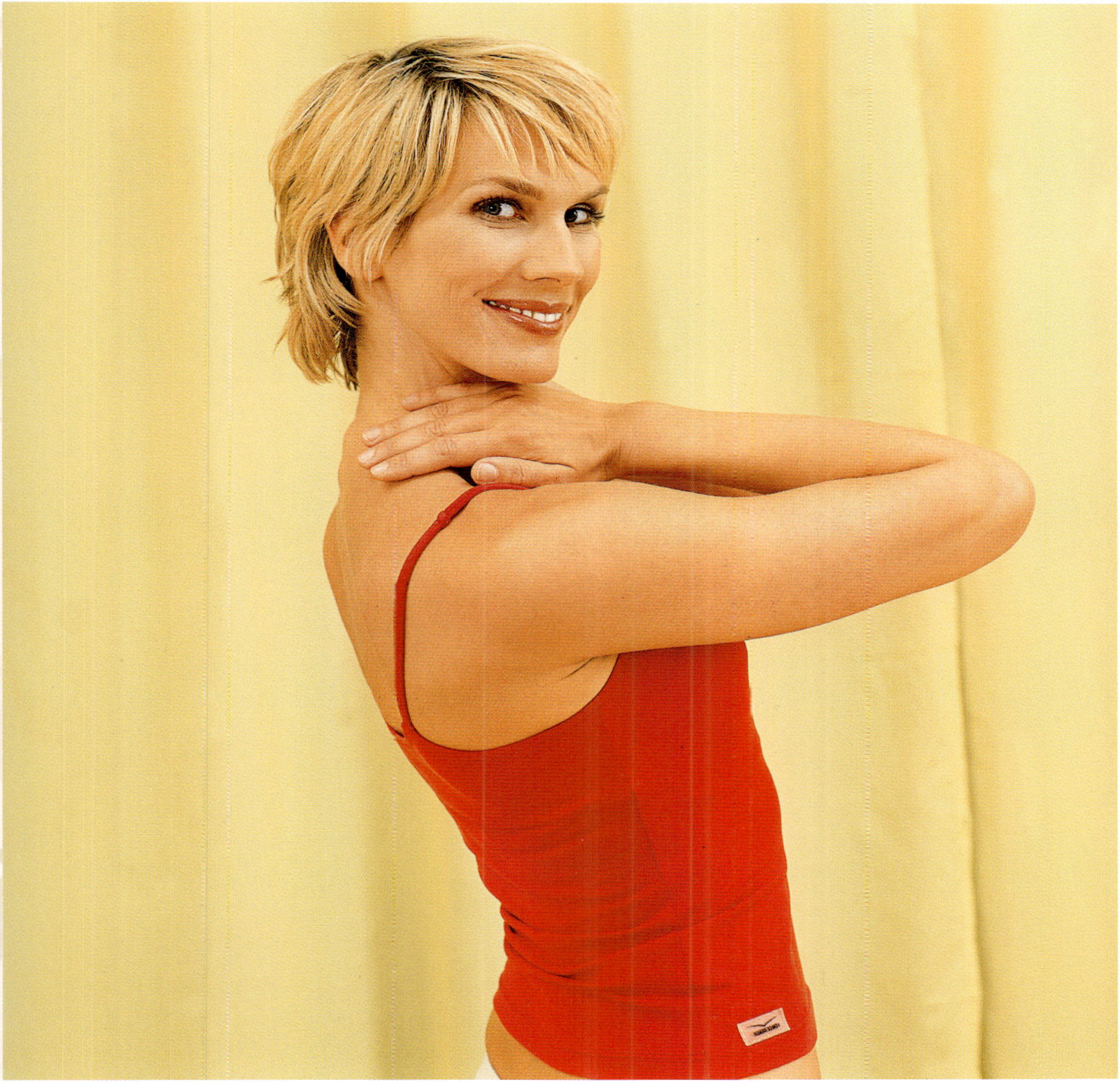

Selbstmanagement: ohne Leistungsdruck, aber mit Vertrag

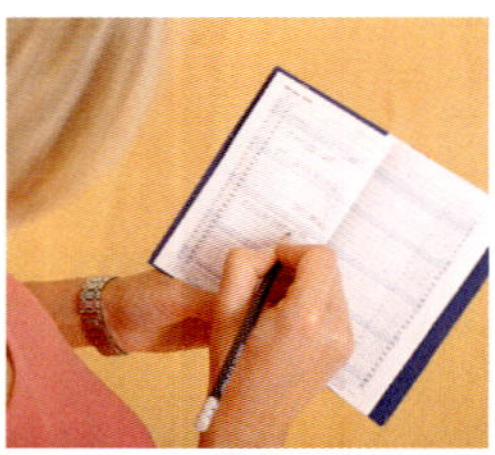

Nutzen Sie Ihre Kraftquellen: Bewegung ist Energie

Schmerzen, die spontan, quälend und stechend auftreten und an Intensität zunehmen, sollten selbstverständlich immer vom Arzt abgeklärt werden. Häufig kennen wir aber »unseren« Schmerz schon. Wir können ihn einordnen und finden ihn lästig. Jetzt ist Selbstmanagement gefragt. Sie haben die richtigen Bewegungsabläufe gelernt und können in die Anwendung gehen.

Aber beschäftigen wir uns vorher noch ein wenig mit dem »inneren Schweinehund«. Ein bekannter Spruch könnte auch so lauten: »Der Geist ist zwar willig, der innere Schweinehund aber ist gewaltig.« Laut unserer genetischen Gebrauchsanweisung sind wir auf Bewegung programmiert – stundenlang und ausdauernd. Aber so spielt sich mittlerweile bei uns eher die Bewegungslosigkeit ab. Dabei würde uns die Bewegung nicht nur aus der Erschöpfung befreien, sondern bei verspannten und/oder gestressten Menschen auch angestaute Energien freisetzen. Es muss ja nicht gleich in Leistungssport ausarten. Bewegen Sie sich auf dem goldenen Mittelweg: mäßig, aber stetig.

Dem inneren Schweinehund Kontra geben

Setzen Sie für sich selbst Termine. Schreiben Sie Ihre persönlichen »Bewegungszeiten« in Rot in den Kalender. Diese Termine sind ab sofort genau so wichtig, wie Ihre sonstigen! Denn ohne die Leistungsfähigkeit Ihres Körpers würde es gar keine sonstigen Termine geben. Sie würden auch eine neue Geschäftsidee oder einen Hausbau niemals ohne einen genauen Plan umsetzen. Sie wägen ganz genau ab, wie viel Ihnen das neue Unternehmen oder das Haus bringen wird, also was es Ihnen wert ist. Sie wissen aber auch, wie viel Sie investieren müssen und welche Hindernisse auftreten können. Und eigentlich müssten Sie sich dann auch schon Strategien überlegen, diese Hindernisse aus dem Weg zu räumen. Und hierbei möchten wir Ihnen helfen.

Systematisch vorgehen

Wenn Sie zukünftig mehr Bewegung in Ihr Leben bringen wollen, lohnt es sich, systematisch vorzugehen und sich der eigenen Gedanken bewusst zu werden. Indem Sie sich einmal ganz genau und ehrlich überlegen, warum Sie das Unternehmen »Raus aus der Nackenfalle« auf den Weg bringen wollen, beginnen Sie auch schon »Selbst-bewusst-sein« zu bekommen, neue Wege zu gehen, Zeit zu investieren, Gewohnheiten aufzugeben und und und. Mit diesem Selbstbewusstsein kommt eine gewisse innere Zuversicht, die Trägheit durchaus besiegen zu können und die Bereitschaft, seine bisherige Lebensorganisation leicht verändern zu wollen.

Jetzt sind wir soweit, einen Plan zu machen. Das große Ziel soll also sein, Nackenbeschwerden zu lindern oder vorzubeugen. Mit jeder kleinen Etappe werden Sie diesem Ziel näher kommen.

! *Bauen Sie kleine Tagesziele in Ihren Alltag ein*

- **Planen Sie 1 bis 3 Übungen aus dem Dehn-, Mobilisations- und/oder Stabilisationsprogramm (siehe S. 148 f., S. 136 ff., S. 141 ff.) morgens oder sogar in Ihrem Büroalltag ein.**
- **Nehmen Sie sich jeden Tag mindestens 10 Minuten, in denen Sie an die frische Luft gehen und den »Kopf frei bekommen«.**
- **Üben Sie sich mindestens 1-mal am Tag in einer Stabilisationsübung (siehe S. 141 ff.) – am besten gleich morgens beim Zähneputzen.**
- **Bei Anruf Sport! Nutzen Sie alle Ihre Telefonate dafür, aufzustehen, den Kopf in Balance zu bringen und ein paar Schritte zu gehen.**
- **Und wenn der Tag mal wieder besonders hektisch war, dann genießen Sie abends bewusst die ein oder andere Entspannungs- bzw. Qi-Gong-Übung (siehe S. 133 ff. bzw. S. 150 ff.). Sie werden sehen, wie schnell müde Geister wieder munter werden.**

Jetzt sind Sie dran: Belohnen Sie sich!

Der Notfallkoffer gegen negative Gedanken

Wie oft und selbstverständlich belohnen wir unsere Kinder für gute Noten, unseren Hund für das Apportieren oder auch unseren Nachbarn für Gefälligkeiten. Nur bei uns selbst, scheint es überflüssig oder kindisch zu sein. Dabei weiß die Psychologie schon lange, dass die Fähigkeit zur Selbstbelohnung ganz wesentlich ist, um Verhaltensänderungen umsetzen zu können. Belohnen Sie sich für ein erreichtes Etappenziel, denn darauf können Sie mit Recht stolz sein. Ob Sie sich eine Fußmassage gönnen oder ein schickes T-Shirt, das ist unerheblich, solange Sie nicht in alte Verhaltensmuster zurückfallen und die Belohnung im Schleifenlassen des Trainingsprogramms sehen.

Treten negative Gedanken auf, dann sind Sie wahrscheinlich überlastet. Negative Gedanken können ein Stresssignal sein. Diese Gedanken drücken sich häufig in den Wörtern »immer«, »alle«, »nie« und »keiner« aus: »Immer muss ich alles …«, »keiner ist bereit …«, »alle meinen immer …«, »nie kümmert sich …«, »das schaffe ich nie …«, »das hält ja keiner aus …«.

Diese Gedankenmuster hemmen Sie und killen Ihre Energievorräte. Schalten Sie sie ab. Erst, wenn Sie diese Energiekiller nicht mehr zulassen, können sich neue Gedanken und neue Entschlüsse gegen den inneren Schweinehund durchsetzen und das passiert innerhalb von Millisekunden. Statt wie bisher die zigste Ausrede gegen die Bewegung an der frischen Luft parat zu haben, fallen Ihnen zuerst mindestens genauso viele Argumente *für* die Bewegung an der frischen Luft ein, trotz des miesen Wetters!

Mit Eigenlob gegen Energiekiller

Wenn sich also wieder mal die negativen Gedanken Ihrer bemächtigen wollen, dann tun Sie ganz bewusst etwas, wodurch Sie sich wohler fühlen. Packen Sie also schon vorher Ihren »Notfallkoffer« mit positi-

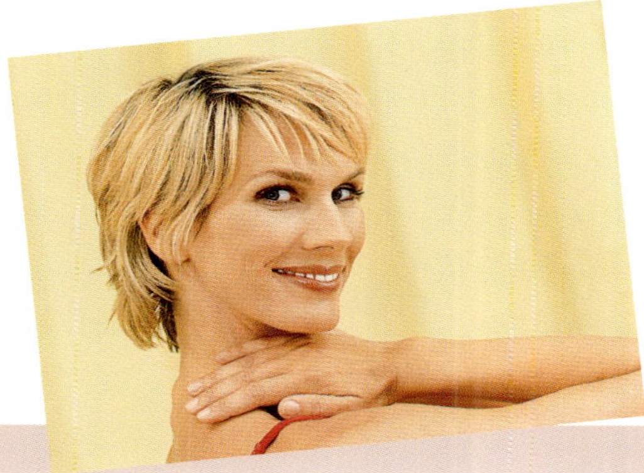

ven Gedanken oder wohltuenden Aktivitäten, um schnell auf solche Energiekiller reagieren zu können.
Denn: Positive Gedanken beflügeln. Normal wäre es, wenn wir uns positiv unterstützen würden: »Daran habe ich jetzt tatsächlich gedacht...«, »das klappt schon...«, »ich mache schon vieles automatisch...«, »jetzt kann ich sogar schon meiner Kollegin Tipps geben...«, »das läuft schon viel besser...«, »ich bin richtig stolz auf mich...« – Eigenlob stimmt!

Halten Sie sich auf dem Weg zu Ihrem Ziel immer einmal wieder die folgenden Gedanken vor Augen:

- **Erinnern Sie sich häufig an das Gefühl, das Sie haben, wenn Sie lächeln.**

Gerade, wenn Sie sich in einem Tief befinden, ist »Kampflächeln« angesagt: Ziehen Sie Ihre Mundwinkel zu einem breiten Lächeln, halten Sie die Spannung einige Sekunden und schauen Sie danach in einen Spiegel. Sie werden feststellen, dass Ihnen der Blick auf Ihr Gegenüber ein natürliches Lächeln entlocken wird und es Ihnen gleich viel besser geht. Nebenbei entspannen Sie so auch Ihre Nackenmuskeln ein wenig.

- **Ziehen Sie jeden Tag ein Resümee, was Ihnen gut gelungen ist.**

Fehler zu finden und zu analysieren ist keine Kunst. Viel Erfolg versprechender ist es, zu analysieren, was Ihnen gelungen ist und wie Sie es geschafft haben (sich z. B. abends noch einmal aufzuraffen und eine Dehn- oder Entspannungsübung durchzuführen).

- **Verwandeln Sie Rückschläge in Chancen.**

Es wird immer wieder Momente und Situationen geben, in denen man (ver)zweifelt, der Kopf und die Nackenmuskeln wieder massiv

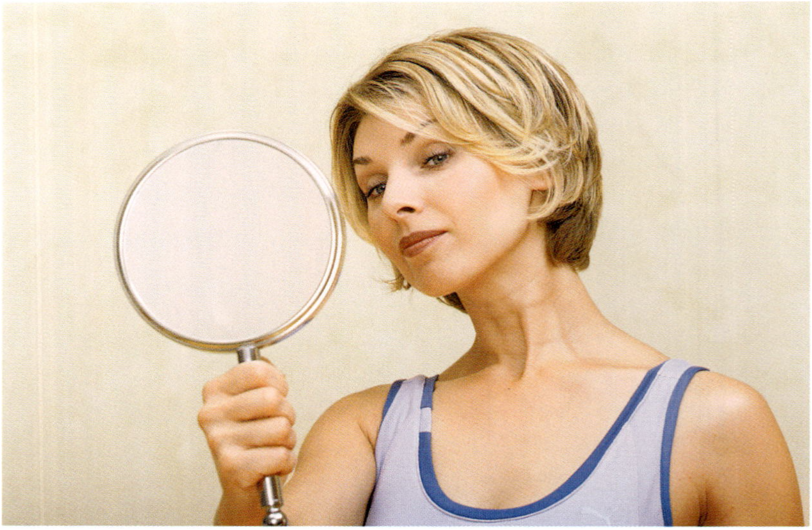

Lächeln oder lachen Sie sich öfter einmal an – das wird Ihre Laune deutlich heben.

verhärtet sind und man den Eindruck hat, dass alles nichts nützt. Hier gilt es, sich innerlich umzustimmen: »Was ist das Gute am Schlechten?« In dem Moment, wo Sie diesen Denkvorgang einschalten, kann Ihr Gehirn keine negativen Gefühle registrieren und Sie können trainieren, Ihre Stärken einzusetzen und damit einen Nutzen aus der Situation zu ziehen.

Je häufiger Sie diese Technik anwenden, umso schneller kann das Gehirn Sie umstimmen, umso schneller werden Sie die Krise auch überwinden und sich von ihr nicht überwältigen lassen. Denken Sie daran: Ihre Nackenprobleme sind über lange, lange Zeit gewachsen, ohne dass Sie sie wahrgenommen haben. Sie jetzt über Nacht loswerden zu können, wäre zu einfach. Sie hätten dann auch nicht die Chance, in Ihrem eigenen Körper auf Entdeckungsreise zu gehen und vielleicht viele neue Zusammenhänge zu erkennen.

Den Nacken »sinnvoll« erleben

Die Körperwahrnehmung testen

Haben Sie Lust, Ihre Körperwahrnehmung noch einmal zu überprüfen? Dann fragen Sie Ihren Partner oder einen Kollegen, ob er Ihnen dabei behilflich ist. Es ist eine Aufgabe mit wenig Aufwand.

Der Test

Sie stehen dafür in aufrechter Körper- und Kopfhaltung und schließen die Augen.
Ihr Partner liest Ihnen jetzt nacheinander die vier unten stehenden Fragen vor. Nach jeder Frage geben Sie ihm eine Antwort darauf, ohne die Augen dabei zu öffnen. Nach allen vier Fragen können Sie die Augen wieder öffnen und Ihr Partner wird Ihnen sagen, ob Ihre tatsächliche Kopfhaltung dabei so war, wie Sie sie mit geschlossenen Augen gefühlt haben. Sie antworten also mit geschlossenen Augen auf die folgenden Fragen, während Ihr Partner die Antworten in der von außen sichtbaren »Richtigkeit« überprüft:

- Zeigt dein Kinn eher zum Brustbein oder eher Richtung Decke nach oben oder ganz gerade nach vorne?
- Zeigt das Kinn eher rechts oder eher links neben das Brustbein oder steht es gerade direkt über dem Brustbein?
- Ist das eine Ohr der Schulter näher als das andere? Ist der Kopf also zu einer Seite leicht geneigt und wenn, zu welcher?
- Ist eine Schulter höher als die andere und wenn, welche?

Sie werden überrascht sein, dass die Beantwortung der Fragen gar nicht so leicht ist und man häufig genau »spiegelverkehrt« antwortet. Probieren Sie dieses Experiment ruhig einmal mit Ihren Kolleginnen aus. Ganz häufig wird festen Glaubens behauptet, der Kopf sei leicht nach rechts geneigt oder gedreht, dabei ist er tatsächlich genau zur anderen Seite geneigt oder gedreht.

Warum wir uns spiegelverkehrt spüren

Wie sind diese »Falschaussagen« zu begründen? Oft ganz einfach: Es ist leider meist nicht unser Körperempfinden, das wir verbal wiedergeben, sondern unser visuelles Gedächtnis. Sind wir also der Meinung, der Kopf sei nach rechts geneigt, so ist es eher das Spiegelbild, das wir als Fehlinformation im Gedächtnis tragen. Denn sehen können wir uns nur im Spiegel und unsere Augen registrieren unsere Körperhaltung entsprechend spiegelverkehrt. Es sind also nicht unsere »Körperwahrnehmungsorgane«, die uns die Information liefern, sondern der äußerst dominante visuelle, optische Sinn. Trainieren wir dagegen die Informationsquelle »Körperwahrnehmung«, dann haben wir echte Chancen, uns von unseren Augen nicht dominieren zu lassen, sondern »wahre« Erfahrungen zu machen.

Anti-Schmerz-Übung

Sie haben wieder diesen bekannten Schmerz – egal, ob im Nacken, an den Schulterblättern oder eher in der Lendenwirbelsäule. Dann sind zwei Übungsphasen angesagt.

! *Schon gewusst?*

Innerhalb einer Schmerztherapie für Patienten mit einem Schulter-Arm-Syndrom – also schmerzhaften Problemen im Bereich »Schulter-Arm« – wurden die Patienten in einer amerikanischen Universitätsklinik folgendermaßen behandelt: Man setzte sie jeweils so vor einen Spiegel, dass sie nur die gesunde Hälfte Ihres Körpers im Spiegel sehen konnten. Mit dem gesunden Arm und der gesunden Schulter wurden dann verschiedene Mobilisations- und Kräftigungsübungen ausgeführt. Aufgrund der spiegelverkehrten Wahrnehmung wurde dem Gehirn sozusagen vorgespielt, dass die Gegenseite ohne Schmerzen und Probleme diese Übungen ausführen kann. Die Erfolgsquote bei der Schmerzreduktion der Patienten war erstaunlich hoch.

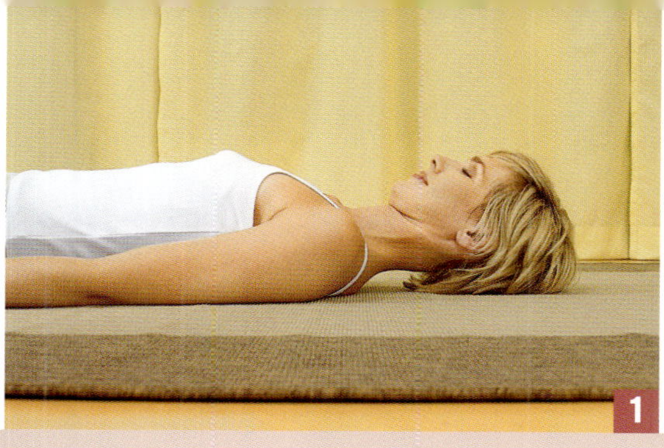

1

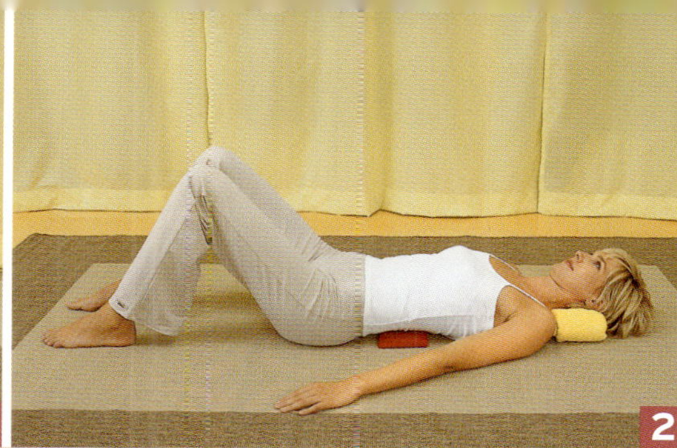

2

1 Sie liegen ausgestreckt in Rückenlage auf einer Iso-Matte. Schließen Sie die Augen und nehmen Sie zuerst bewusst Ihre Auflageflächen am Boden wahr:

- Wo liegen die Füße auf?
- Wo berühren die Beine den Boden?
- Wie viel Auflage spüre ich am Gesäß?
- Wo beginnt mein Rücken, auf dem Boden aufzuliegen?
- An welcher Stelle des Kopfes liege ich auf?

Nachdem Sie diese kurze mentale Einstimmung vollzogen haben, stellen Sie sich die wichtigste Frage:

- Wo genau spüre ich Schmerz?

2 Nach Beantwortung auch dieser letzten Frage, nehmen Sie sich Ihr Sandsäckchen oder einen Strumpfball (2 Strümpfe zu einem Ball ineinander gelegt). Dieses legen Sie genau unter Ihre Schmerzregion. Sie legen Ihren Schmerzpunkt also auf dem Sandsäckchen bzw. Strumpfball ab!

Zusätzlich zu Ihrer Schmerzregion füllen Sie den Hohlraum zwischen Nacken und dem Boden mit einem zusammengerollten Handtuch aus. Achtung! Sie legen also nicht den Kopf auf das Handtuch, sondern Ihren Nacken! Entsprechend liegt der Kopf ganz gerade in Verlängerung der Wirbelsäule.

Stellen Sie Ihre Füße auf und rollen Sie Ihr Becken im Wechsel kopfwärts und fußwärts. Ihr Nacken wird diese Bewegung nachvollziehen. Spielen Sie mit dieser Rollbewegung: Liegt die Lendenwirbelsäule flach auf dem Boden auf, ist der Nacken eher etwas hohl. Spüren Sie dagegen eher ein Hohlkreuz im unteren Rückenbereich, dann wird der Nacken näher an das zusammengerollte Handtuch gepresst. Wiederholen Sie diese Rollbewegung mehrere Male ohne Anstrengung. Ruhen Sie aus und spüren Sie in Ihr Becken, den Schulterbereich und die Nackenregion hinein.

1 Falten Sie jetzt Ihre Hände und legen Sie sie mit den Handrücken auf Ihre Stirn. Drehen Sie mit Hilfe Ihrer Hände Ihren Kopf langsam von links nach rechts und wieder zurück. Versuchen Sie, im Kopf- und Nackenbereich passiv zu sein und die »Arbeit« den Händen zu überlassen. Genießen Sie, bewegt zu werden! Ruhen Sie sich aus. Legen Sie Arme und Beine flach auf den Boden. Nehmen Sie auch jetzt Ihre Auflageflächen am Boden bewusst wahr.
Dann stellen Sie die Füße wieder auf und legen die Knie aneinander. Wenn Sie jetzt Ihren Kopf wie vorher mit Hilfe Ihrer Handrücken nach rechts bewegen, spüren Sie dem Bedürfnis nach, Ihre Knie ganz leicht und wenig in die Gegenrichtung, also nach links, zu bewegen. Gefällt Ihnen diese Gegenbewegung, dann schaukeln Sie mit Kopf und Knien

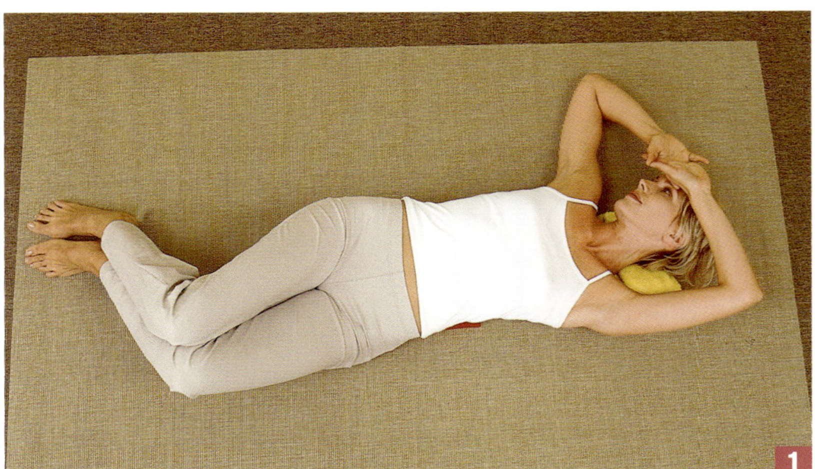

1

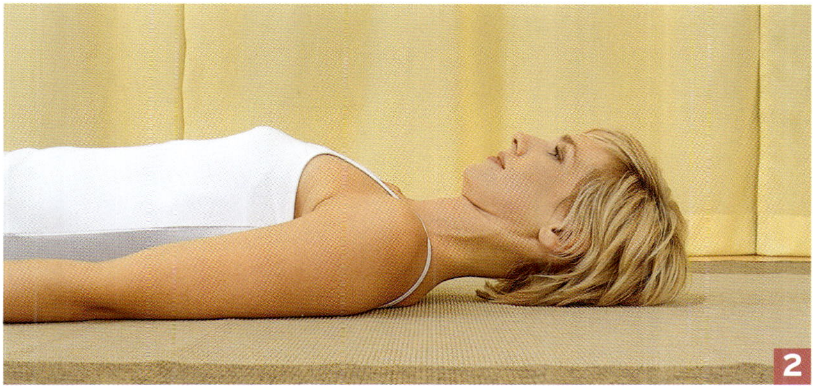

ganz minimal und ohne Kraft gegengleich hin und her. Stellen Sie sich dabei vor, wie sich Ihre Wirbelsäule bis hoch in den Kopf hinein geschmeidig schlängelt.

2 Jetzt ziehen Sie, ohne den Kopf stark anzuheben, das Sandsäckchen vorsichtig unter Ihrer Schmerzregion und das Handtuch unter Ihrem Nacken hervor. Widmen Sie Ihre Aufmerksamkeit wiederum der Becken-, Schulter- und Nackenregion, aber ganz besonders dem Bereich, unter dem das Sandsäckchen lag.

Den Erfolg der Übung erspüren

Wenn Sie nach dieser Übung das Gefühl haben, Sie liegen dichter und breiter am Boden auf und auch der Auflagepunkt des Kopfes ist nach unten Richtung Nacken gerutscht, dann haben sich Ihre Muskeln entspannen können. Und vielleicht spüren Sie auch, dass Ihr persönlicher Schmerzbereich nicht mehr so offensiv, sondern mehr in den Hintergrund getreten ist. Dann wissen Sie, dass Sie dem Schmerz nicht hilflos ausgeliefert sind. Sie selbst können Ihrem Schmerz Paroli bieten!

Mobilisation – wieder beweglich werden

Übungen, die den Nacken mobil machen

Selbstmanagement ist gefragt. Sie haben mittlerweile die richtigen Bewegungsabläufe gespeichert und in den folgenden Kapiteln können Sie diese jetzt im Mobilisations-, Dehn- und Kräftigungstraining anwenden. Die Beweglichkeit soll erhöht, die Kräftigung der richtigen Muskelgruppen eingeleitet und so die Gelenk- und Muskelbelastung (der verspannten Muskeln) verringert werden.

Mobilisation heißt:

- flüssig machen: Wir produzieren Gelenkschmiere und betreiben Knorpelaufbau;
- beweglich machen: Wir nutzen das Gelenk in seinem individuell möglichen Bewegungsausmaß;
- verfügbar machen: Wir können unsere Gelenke wieder (be)nutzen und den Abnutzungsprozess verlangsamen.

Dazu möchten wir Ihnen ein paar wesentliche Übungen anbieten. Da die Halswirbel eigentlich äußerst beweglich wären - wenn wir sie nur ließen - reichen häufig schon ganz kleine Bewegungen aus, um ihnen diese Beweglichkeit wieder zurückzugeben. Auch hier nutzen wir wieder das Ballkissen. Durch die Luftfüllung im Kissen können ganz minimale Bewegungen - fast Vibrationen - zum gewünschten Effekt führen.

Wippen

Sie liegen in Rückenlage und haben Ihr Ballkissen unter den Schulterblättern. Der Kopf wird bequem mit einer Nackenrolle oder einem kleinem Kissen unterlagert. Die Füße sind aufgestellt.

1 **Bewegung 1:** Heben Sie Ihr Becken nur wenige Zentimeter vom Boden und senken Sie es wieder (= wippen). Während Sie wippen,

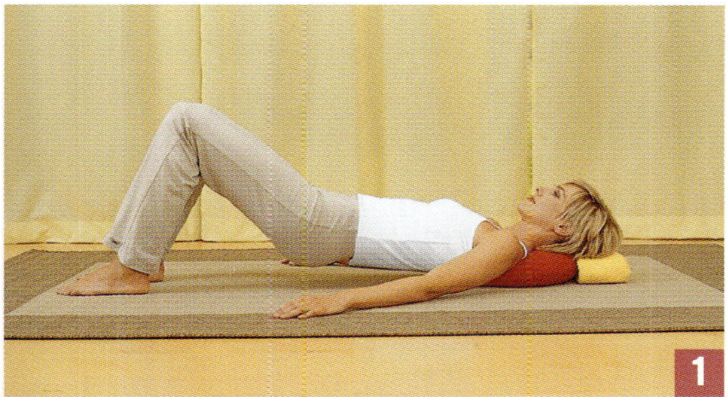

1

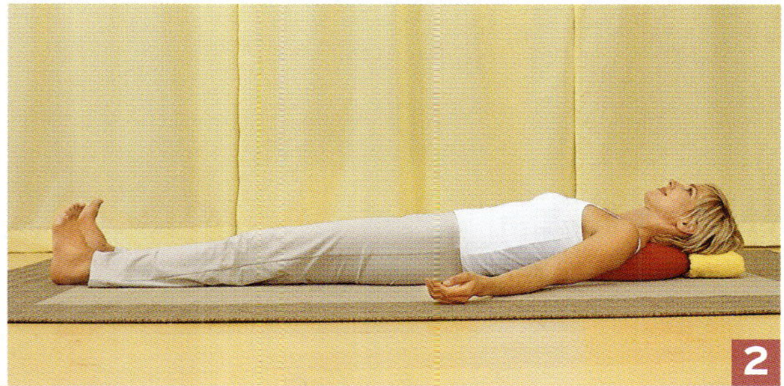

2

atmen Sie tief aus. Während des Einatmens legen Sie das Becken ab und ruhen sich einen kurzen Moment aus.

Bewegung 2: Ein Fuß ist aufgestellt. Damit geben Sie leicht und kurz Druck auf den Boden nach vorne und wieder Zug nach hinten Richtung Becken. Dadurch kommt es ebenfalls zu einer leichten Wippbewegung im Halswirbelsäulenbereich.

2 **Bewegung 3:** Eine andere Möglichkeit ist es, mit beiden Beinen gestreckt aus den Sprunggelenken heraus eine leichte Wippbewegung durch den ganzen Körper zu initiieren. Das bedeutet, Sie ziehen die Zehen im Wechsel hoch zum Schienbein und abwärts weg vom Schienbein und lassen diese Bewegung immer kürzer und schneller werden.

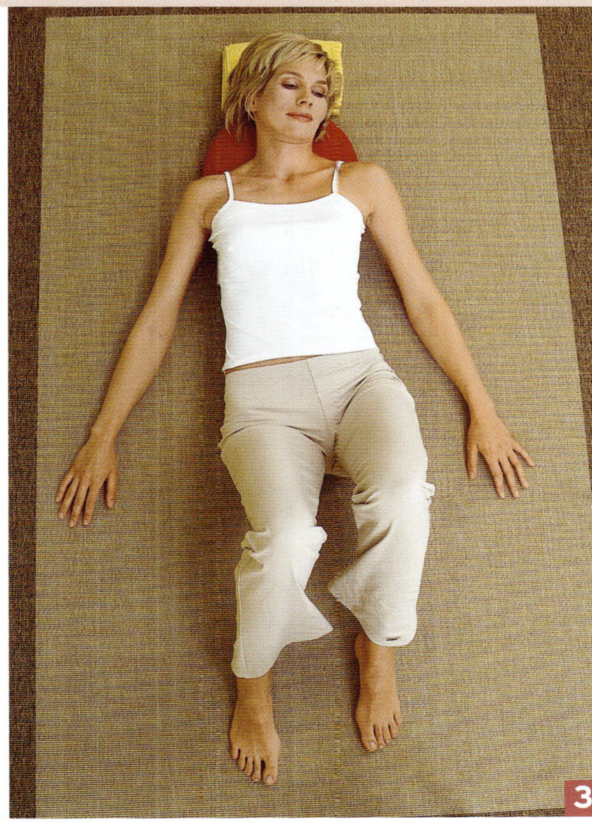

3

3 **Bewegung 4:** Beide Beine sind wieder aufgestellt. Jetzt drücken Sie im Wechsel mit der linken Fußsohle, danach mit der rechten Fußsohle stärker in den Boden nach unten. Es kommt zu einer horizontalen Schaukelbewegung im Schulter- und Halswirbelsäulenbereich. Je flotter dieser abwechselnde Fußdruck passiert, umso mehr kommen Sie in eine Schaukelbewegung und umso größer kann der Lockerungsprozess in der Halswirbelsäule sein.

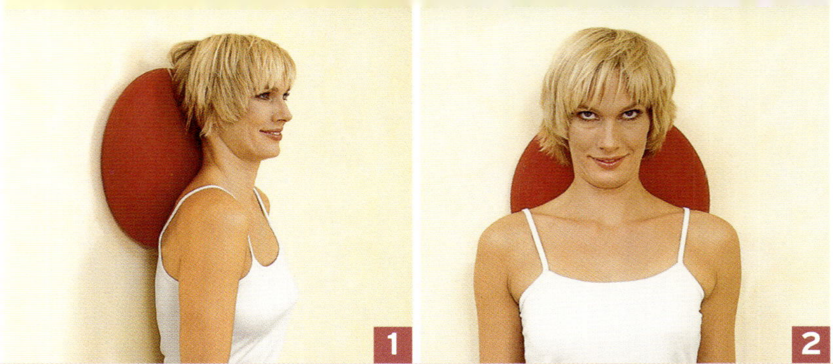

Die folgenden zwei Übungen sind auch ohne Ballkissen möglich. Mit Ballkissen sind sie allerdings noch angenehmer.

Bewegung 5: Beide Fußsohlen ziehen im Wechsel hin zum Becken und wieder davon weg. Auch diese Bewegung darf immer kürzer und schneller werden, so dass auch hier eine Art Schaukel- bzw. Wippbewegung entsteht. Führen Sie die Übung so durch, dass Sie Ihnen im Nackenbereich angenehm und erholsam spürbar wird.

Bewegung 6: Jetzt kreisen Sie das Becken - ohne es abzuheben - am Boden, zuerst mit und dann auch gegen den Uhrzeigersinn. Sie werden spüren, wie es automatisch zu einer kleinen und sachten Rotationsbewegung im Nackenbereich kommt.

Rattern

Wenn Sie nicht so viel Zeit haben, können Sie auch in aller Kürze und trotzdem effektiv mit dieser Übung im Stand etwas für sich tun.
Sie stehen mit dem Rücken an einer Wand. Halten Sie das Ballkissen mit dem unteren Teil des Hinterkopfs und dem oberen Schulterbereich zwischen Wand und Körper fest.

1 **Bewegung 1:** Die Arme lassen Sie locker hängen. Drücken Sie im Wechsel erst die rechte und dann die linke Schulter nach hinten in das Kissen hinein. Dabei werden Sie immer schneller - das Ziel ist ein beinahe unkontrolliertes »Rattern«, was zur Mobilisation und Erwärmung des Schulter- und Schulterblattbereichs beiträgt.

Die folgenden beiden Bewegungen sind auf Anhieb nicht ganz einfach auszuführen und auch nicht sonderlich angenehm. Trotzdem haben sie einen immensen Effekt: Der Radius Ihrer Kopfbewegungen

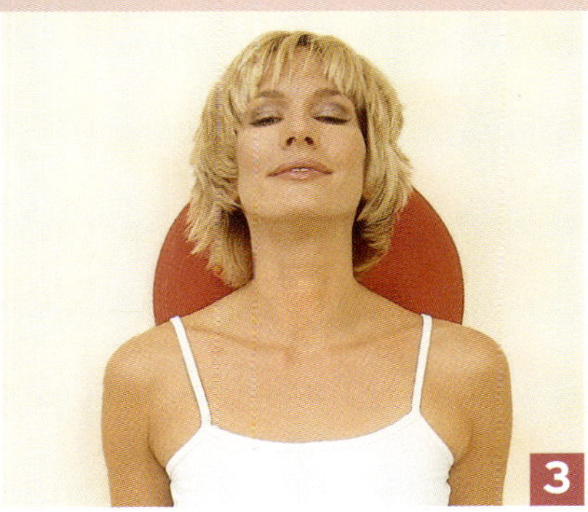

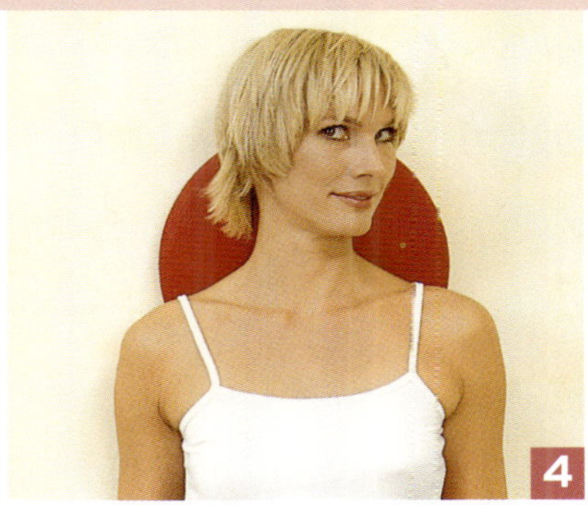

wird wesentlich erweitert, da die Spannungen der tief liegenden Muskulatur nachlassen.

Drücken Sie jetzt also den Kopf ganz leicht und gerade (»Doppelkinn«) nach hinten in das Ballkissen hinein. Machen Sie den Nacken lang und ziehen Sie die Schulterblätter nach unten Richtung Becken. Beginnen Sie jetzt mit der Bewegung 2.

2 **Bewegung 2:** Bewegen Sie das Kinn langsam abwärts Richtung Brustbein – die Augen dagegen nach oben Richtung Zimmerdecke.

3 Dann drehen Sie die Richtungen um: Das Kinn wird langsam Richtung Decke und die Augen Richtung Boden bewegt. Wiederholen Sie diese Kombination nur 2- bis 3-mal. Dann schließen Sie die Augen und machen eine ganz kleine und schnelle Nickbewegung mit dem Kopf – also wieder ganz locker wippen und der Nackenbewegung nachspüren.

4 **Bewegung 3:** Jetzt drehen Sie den Kopf ganz langsam nach links, während Sie die Augen nach rechts bewegen und anschließend um-

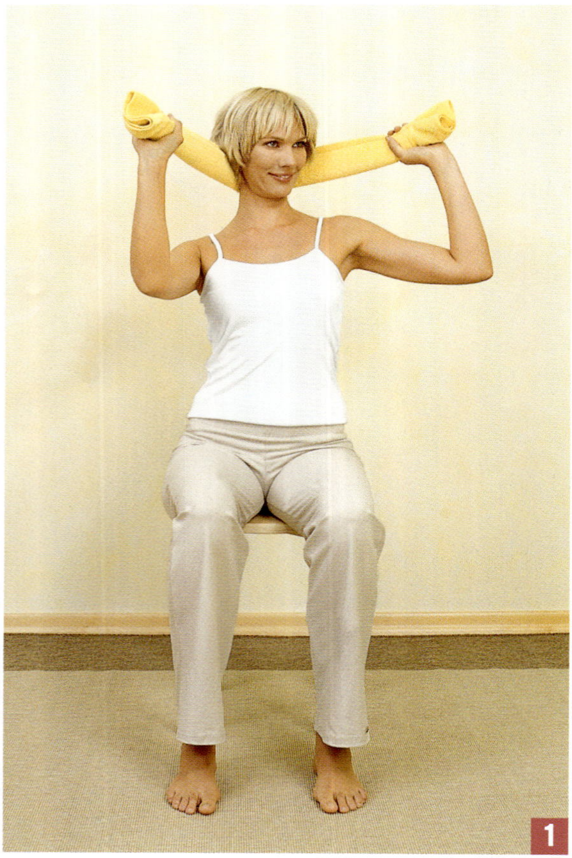
1

gekehrt. Auch diese Bewegung wiederholen Sie nur 2- bis 3-mal zu jeder Seite.
Danach schließen Sie die Augen und machen eine ganz kleine, aber schnelle »Nein-Bewegung« mit dem Kopf. Hierbei ist es wichtig, dass die Bewegung wirklich fast unsichtbar, kurz und klein ist.

Übung zur Erholung

Zum Abschluss folgt nun noch eine erholsame Mobilisationsübung.

1 Setzen Sie sich aufrecht hin. Legen Sie ein zusammengerolltes Handtuch leicht über den Haaransatz in den Nacken und halten Sie es an beiden Enden mit den Händen fest. Ziehen Sie nun mit der rechten Hand das rechte Handtuchende etwas nach vorne. Dabei wird sich der Kopf wie von selbst mitdrehen. Drücken Sie den Kopf und das Kinn (»Doppelkinn«) gleichzeitig leicht nach hinten. Dabei wird der Nacken leicht gedehnt und die Kopfgelenke gelöst. Halten Sie diese Position etwa 10 Sekunden lang, bevor Sie wieder in die Ausgangsstellung gehen. Wiederholen Sie das Gleiche zur anderen Seite.

Stabil schmerzfrei

Das propriozeptive Training

Eine besondere Trainingsform ist das propriozeptive Training. Hierbei geht es darum, dass die »Muskelteams« um die entsprechenden Gelenke herum besser miteinander kooperieren. Damit erreichen wir nicht nur ein ökonomischeres Zusammenspiel aller Muskeln, sondern auch eine stabilere Haltung. Wir können uns Bewegungen in der Halswirbelsäule unter diesen abgesicherten Bedingungen viel eher leisten. Um diese Form des propriozeptiven Trainings mit dem speziellen Kräftigungstraining zu verbinden, nutzen wir bei bestimmten Übungen auch wieder das Ballkissen. Zusätzlich benötigen Sie ein Thera-Band (siehe S. 79).

Es geht jetzt also um die Stabilisation und Kräftigung im Nacken- und Schulterblattbereich. Werden die richtigen Muskeln, d. h. die Schulterblattfixatoren, angesprochen und gekräftigt, ist damit eine Entlastung des Nackens verbunden.

Türklinkenzug – zur Kräftigung der Schulterblattmuskeln

Sie stehen dicht vor einer Tür und umfassen mit der rechten Hand die Türklinke. Ober- und Unterarm bilden dabei einen rechten Winkel. Ganz wichtig: Spannen Sie Ihre Schulterblätter aktiv nach unten Richtung Becken! Sie stehen dabei beckenbreit und mit ganz leicht gebeugten Knien. Tun Sie so, als wollten Sie mit den Füßen den Boden nach außen spannen, und ziehen Sie jetzt zusätzlich noch Ihre Bauchdecke nach innen.

Ziehen Sie nun, langsam Spannung aufbauend, die Türklinke etwa 5 Sekunden lang nach rechts. Geben Sie die Spannung genauso langsam wieder auf. Wiederholen Sie diese Übung auf jeder Seite 2- bis 3-mal. Die Türklinke kann auch sehr gut durch eine Kollegin ersetzt werden.

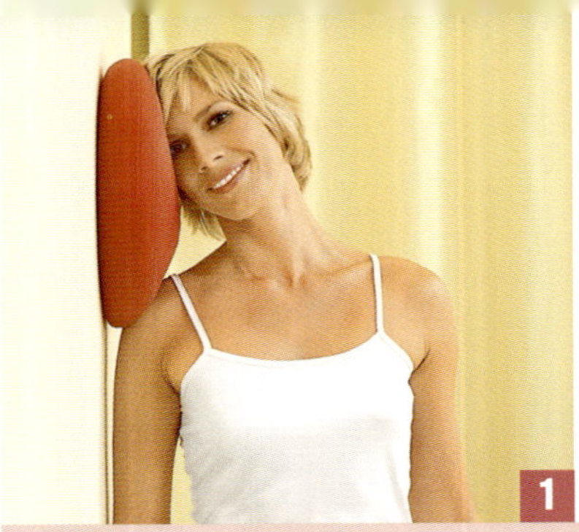

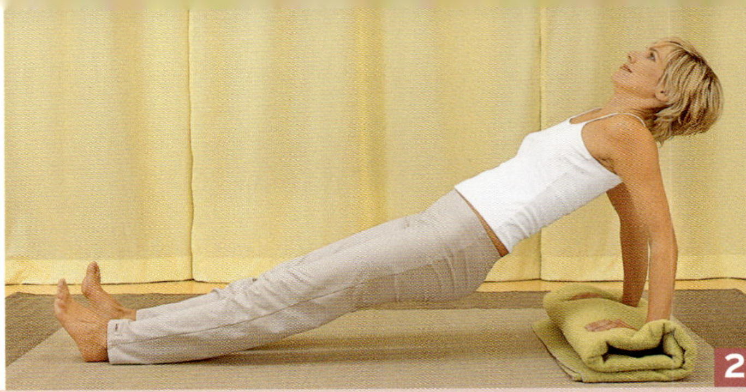

Ballkissendruck – zur Kräftigung und Dehnung der Halsmuskulatur

Für diese Übung stehen Sie seitlich und aufrecht an einer Wand. Zwischen Ihrer rechten Schulter, dem Kopf und der Wand befindet sich ein Ballkissen.

1 Lehnen Sie jetzt Ihren Kopf seitlich gegen das Ballkissen. Dabei werden Sie gleichzeitig eine leichte Dehnung an der linken Halsseite spüren. Spannen Sie zusätzlich beide Schultern bewusst nach unten Richtung Boden.
Beginnen Sie nun, das Ballkissen mit Ihrer rechten Kopfseite so fest wie möglich gegen die Wand zu pressen. Halten Sie die Spannung nur etwa 5 Sekunden lang.
Wiederholen Sie diese Kräftigung auf jeder Seite 2- bis 3-mal. Besonders effektiv ist es, wenn Sie sich während des Kopfdrucks vorstellen können, dass Sie auf der anderen, gedehnten Halsseite ein schweres Gewicht zu tragen hätten und dieses nach oben stemmen wollten.

Fahrstuhl – für Arm- und Schultermuskulatur

Setzen Sie sich mit ausgestreckten Beinen hin und stützen Sie sich ein gutes Stück hinter dem Körper mit den Händen auf einer erhöhten Kante, beispielsweise einer zusammengerollten Iso-Matte oder einer aufgerollten Wolldecke, ab. Dies ist der so genannte Langsitz. Die Arme sind dabei leicht gebeugt.

2 Ihre Aufgabe: Aus den Schultern heraus sollen die Arme 2- bis 5-mal so gestreckt werden, dass das Gesäß leicht abgehoben werden kann. Achtung: »Giraffe« (S. 65) nicht vergessen. Die Bewegung erfolgt aus den Schultern.

Stabzug und -hub – zur Kräftigung der Schulterblattmuskeln

Sie sitzen auf Ihrem Ballkissen aufrecht auf einem Hocker und haben einen Stab (beispielsweise einen Besenstiel) schulterbreit gefasst. Die Handflächen zeigen dabei nach oben.

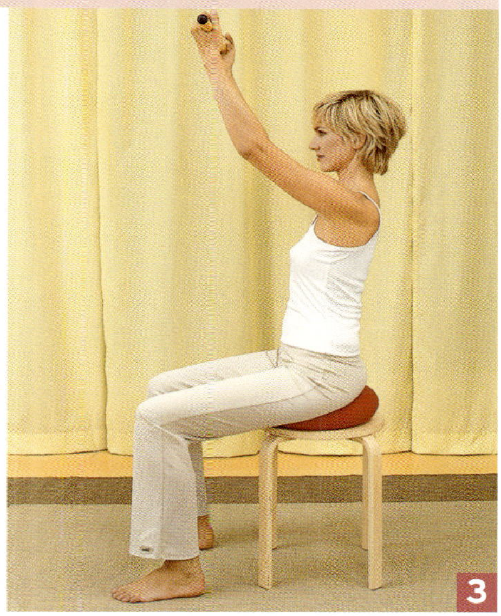
3

3 Indem Sie versuchen, den Stab mit fast gestreckten Armen leicht auseinander zu ziehen, spüren Sie Ihre Schulterblattmuskeln. Unter dieser Spannung heben Sie den Stab 20-mal bis auf Kopfhöhe oder sogar etwas darüber an.
Und denken Sie daran: In dem Moment, in dem Sie die Arme und den Stab nach oben heben, senken Sie gleichzeitig die Schulterblätter nach unten Richtung Becken.

Stabzug und -hub gegen einen Widerstand

Führen Sie die gleiche Bewegung aus wie in der vorherigen Übung beschrieben, allerdings jetzt 10-mal gegen einen Widerstand und bitte nicht über Kopfhöhe.

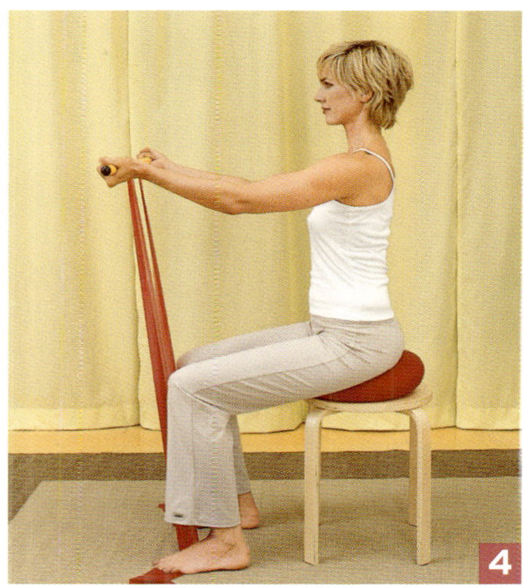
4

4 Fixieren Sie dazu die Enden des Thera-Bands unter Ihren Füßen und stellen Sie sich auch hier vor, dass Sie den Boden nach außen spannen (siehe S. 141). Ziehen Sie die Bauchdecke nach innen und bewegen Sie dann mit Hilfe des Stabes das Band nach oben – jedoch nur bis auf Schulterhöhe.

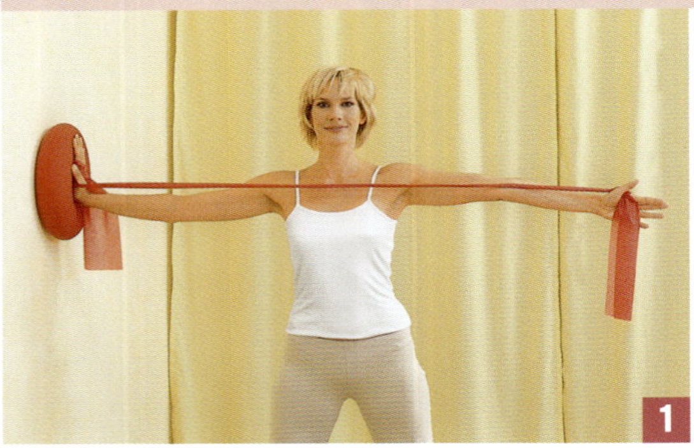

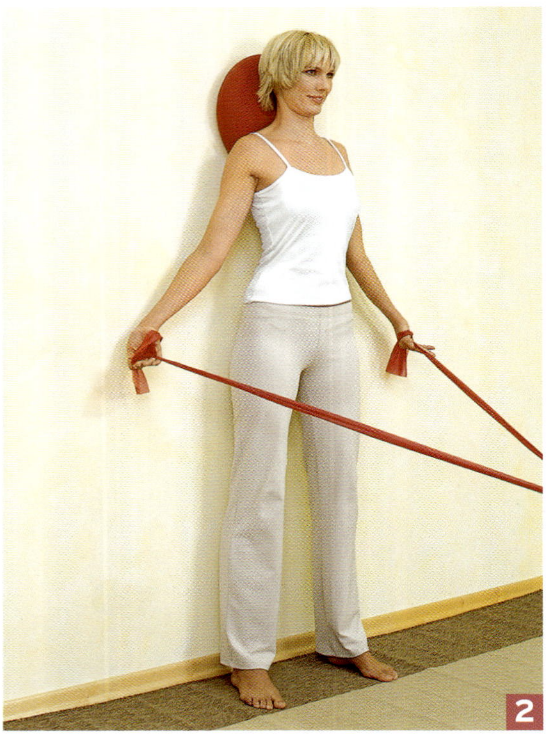

Bogenschießen – zur Kräftigung der Arm- und Schultermuskulatur

Sie stehen seitlich zu einer Wand und haben mit der rechten Hand ein Ballkissen und ein Thera-Band-Ende auf Schulterhöhe an der Wand fixiert. Rücken und Nacken sind dabei gerade aufgerichtet, die Schultern bleiben ganz locker.

1 Ziehen Sie nun mit der anderen Hand das schulterbreit gefasste Band in Schulterhöhe nach links auf, so als wenn Sie einen Bogen spannen würden. Wiederholen Sie diese Übung pro Arm 10- bis 15-mal.

Zugübung – zur Schulung der Kopfhaltung und der Arm- und Nackenmuskulatur

2 Sie stehen aufrecht an einer Wand. Fixieren Sie das Ballkissen zwischen Kopf, Schulter und Wand mit Hilfe der »Huhn-Giraffen-Position« (siehe S. 65). Gleichzeitig ziehen Sie beide Enden des fixierten Thera-Bandes mit gestreckten Armen zu sich her.
Achtung! Beide Schulterblätter werden während des Bandzugs Richtung Becken nach unten gespannt.

Tennisringkreisel – zur Stabilisierung von Schultergelenk und Nacken

Sie stehen aufrecht mit etwas gebeugten Knien und spannen die Füße mit leichtem Druck am Boden nach außen. Ziehen Sie Ihre Bauchdecke nach innen zur Wirbelsäule, aber vergessen Sie das gleichmäßige Atmen dabei nicht.

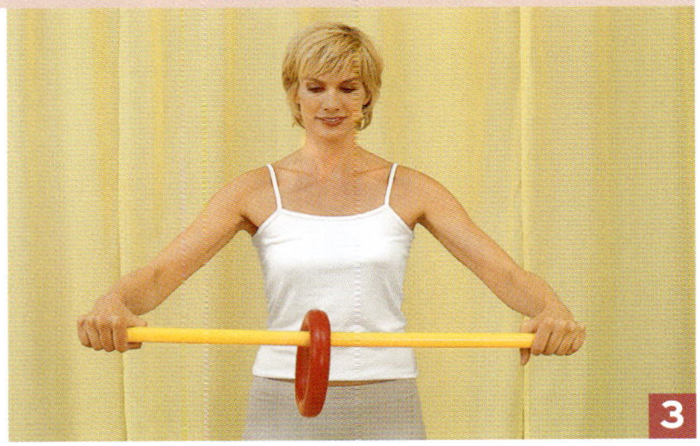
3

3 Fassen Sie Ihren Stab, auf den ein Tennisring gefädelt ist, schulterbreit und ziehen Sie ihn leicht auseinander. Versuchen Sie nun, den Tennisring um Ihren Stab herum so schnell wie möglich ca. 5 bis 10 Sekunden lang kreisen zu lassen.
Wiederholen Sie die Übung 3- bis 4-mal hintereinander und dehnen Sie danach Ihre Brustmuskulatur und Ihren Nacken. Probieren Sie auch ruhig einmal, ob Sie das sogar einarmig schaffen.

Thera-Band-Zug 1 – zur Kräftigung der Nackenmuskulatur

Sie stehen für diese Übung in Schrittstellung frontal vor einer Wand.

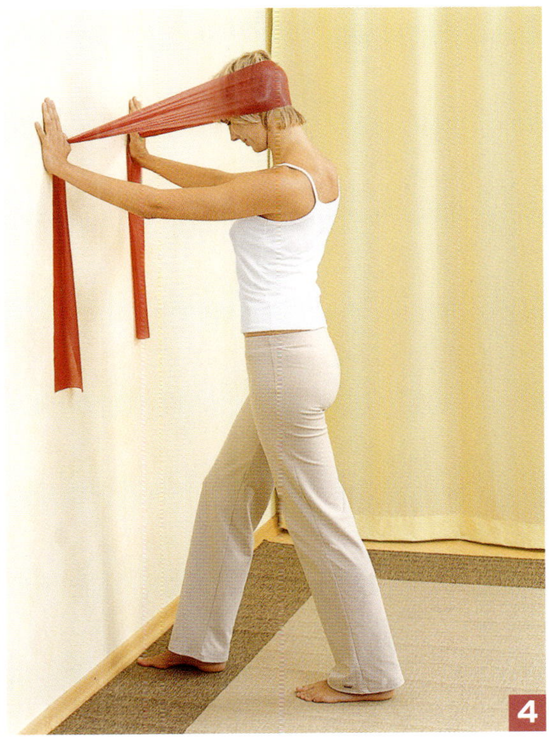
4

4 Um den Hinterkopf haben Sie ein Thera-Band gelegt, das Sie mit beiden Händen schulterbreit an der Wand fixieren. Ihr

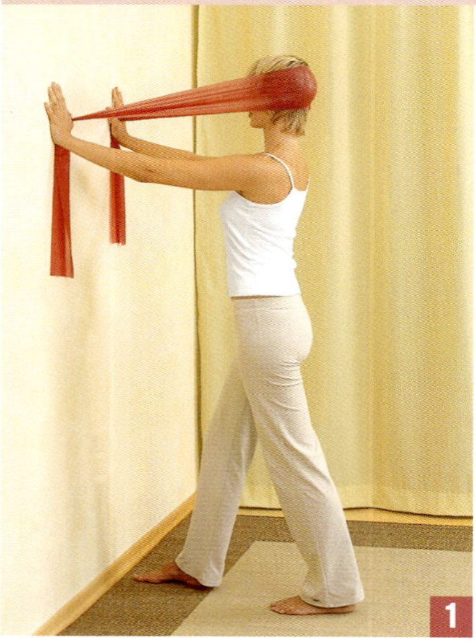

1

Kopf ist so weit nach vorne geneigt (Kinn Richtung Brust gezogen), dass Sie eine leichte Dehnung im Nacken spüren.

1 Aus dieser Vordehnung heraus richten Sie den Kopf langsam gegen den Zug des Bandes auf, ohne ihn nach hinten zu überstrecken.

Bitte beachten Sie: Je straffer Sie das Thera-Band um den Hinterkopf halten, umso mehr Kraft muss die Nackenmuskulatur aufwenden. Achtung! Die Schulterblätter müssen unbedingt nach unten Richtung Becken fixiert werden. Wiederholen Sie diese Übung nur 5- bis 6-mal.

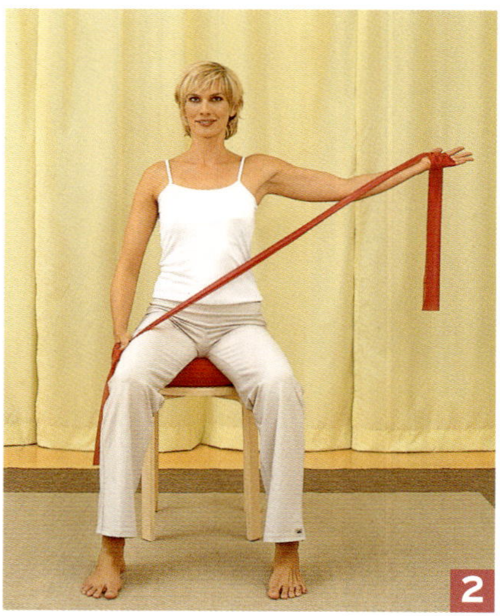

2

Thera-Band-Zug 2 – zur Kräftigung der Arm- und Schultermuskulatur

Sie sitzen aufrecht auf Ihrer Ballscheibe. Mit der rechten Hand fixieren Sie das Thera-Band auf Ihrem Oberschenkel.

2 Ziehen Sie nun mit geöffneter linker Hand das Band von unten rechts diagonal nach oben links. Mit Ihrem »schwachen« Arm wiederholen Sie diese Übung 10- bis 15-mal, mit dem starken nur höchstens 10-mal. Achtung! Mit dem Anheben des Armes werden die Schulterblätter gleichzeitig nach unten Richtung Becken gezogen.

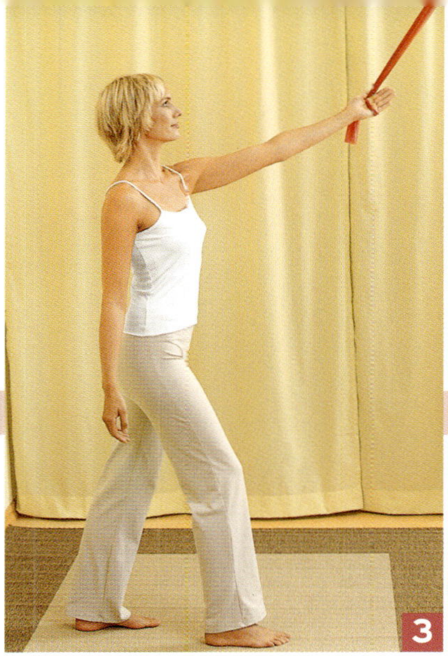

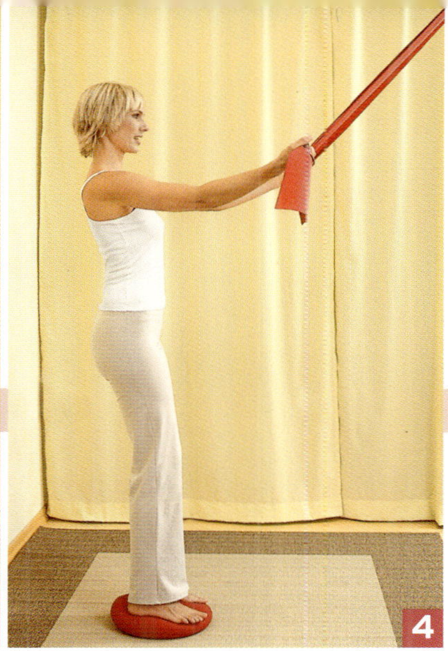

Thera-Band-Zug 3 – zur Kräftigung der Arm- und Schulterblattmuskulatur

Hängen Sie das Thera-Band möglichst weit oben, vielleicht in die Türzargen, ein. Sie befinden sich in einer leichten Schrittstellung.

3 Ziehen Sie das Band mit fast gestrecktem Arm von weit vorne-oben nach hinten-unten. Mit dem »schwachen« Arm wiederholen Sie diese Übung 10- bis 15-mal, mit dem starken Arm üben Sie weniger häufig. Der Oberkörper bleibt während der ganzen Durchführung sehr aufrecht und die Bauchdecke wird nach innen gezogen.

Steigerung der Übungen

Wenn Sie mehr tun und die Übungen für den gesamten Körper nutzen wollen, können Sie bei den Zugübungen (Türklinkenzug, Stabzug im Stehen durchgeführt, Bogenschießen, Tennisringkreisel, Thera-Band-Zug 3) eine Ballscheibe verwenden.

4 Stellen Sie sich mit beiden Füßen auf die Ballscheibe und versuchen Sie, dabei möglichst nicht den Boden zu berühren, sondern die Balance zu halten. Dadurch werden die ganz tief liegenden Muskelschichten rund um die Wirbelsäule trainiert und so stabilisieren Sie zusätzlich die gesamte Wirbelsäule.

Das Dehnprogramm

Dieses Dehnprogramm hilft Ihnen nicht nur, Ihre Verspannungen loszuwerden, sondern auch Ihre Bewegungsmöglichkeiten zu erweitern.

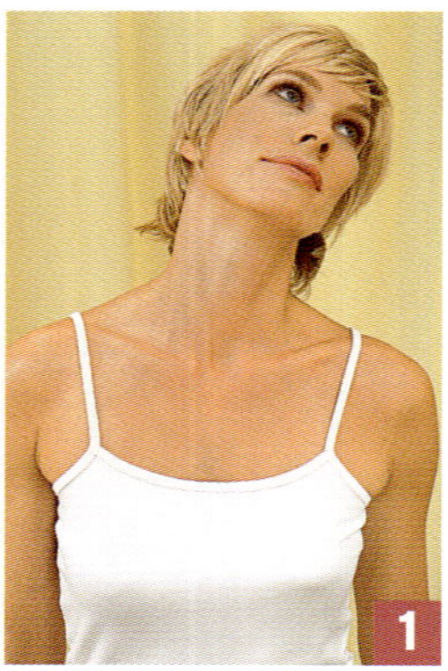

Gewicht stemmen – zur Dehnung der seitlichen Halsmuskulatur

Dies ist eine Variante einer klassischen Dehnübung für den Hals-Nacken-Bereich, die in dieser Form noch effektiver ist.
Sie stehen oder sitzen aufrecht auf einem Stuhl und gehen Schritt für Schritt folgendermaßen vor.

1 Neigen Sie den Kopf zur linken Seite.
Ziehen Sie ganz bewusst beide Schultern weit nach unten Richtung Becken.
Stellen Sie sich vor, Sie hätten ein Gewicht auf der rechten, jetzt gedehnten Halsseite liegen. Stemmen Sie dieses bewusst nach oben Richtung Decke.
Halten Sie diese »Dehnspannung« und kombinieren Sie jetzt Ihre Augenbewegung mit der Atmung: Die Augen wandern nach links oben zur Decke und dabei atmen Sie ein, dann wandern die Augen nach rechts unten Richtung Boden und Sie atmen aus.
Wiederholen Sie diesen Vorgang 3-mal und lassen Sie dann den Kopf langsam nach unten fallen und anschließend in die aufrechte Position zurückpendeln.

Augenwanderung – zur Dehnung der kurzen Nackenmuskeln

Mit dieser Übung dehnen Sie die Muskeln der Kopfgelenke. Anschließend wird es Ihnen leichter fallen, den Kopf nach vorne und nach hinten zu bewegen. Sie sitzen in entspannter Position.

2 Neigen Sie den Kopf nach vorne und unten, ohne dass sich der Hals nach vorne krümmt. Sie haben die Vorstellung, der Kehlkopf wandert nach hinten. So entsteht eine Vorspannung in der »Nick-

stellung«. Bei der Einatmung bewegen Sie die Augen nach oben, bei der Ausatmung blicken Sie nach unten.
Wiederholen Sie diese Bewegung der Augen nur wenige Male und kommen Sie dann wieder in die entspannte aufrechte Kopfhaltung zurück.

Tipp: Die Übung »Eule« (siehe dazu S. 63) hilft Ihnen zusätzlich, die Bewegungsmöglichkeiten des Kopfes nach links und nach rechts zu erweitern.

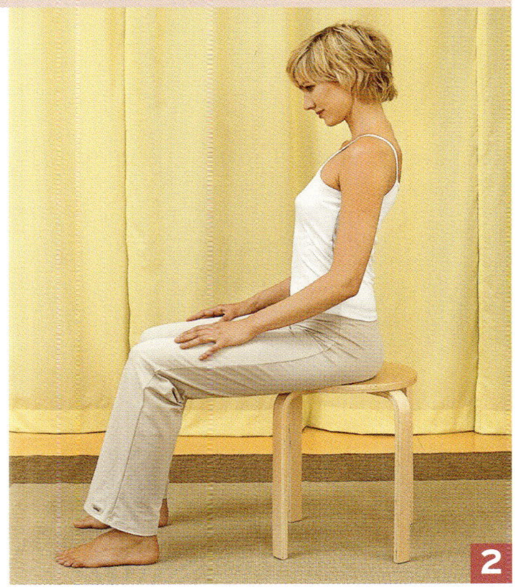
2

Speerwurfübung – zur Dehnung der Brustmuskulatur

Dies ist eine besonders wichtige Übung, um den Nacken-Schulter-Bereich zu entlasten. Vor allem, wenn Sie viel und lange sitzend tätig sind, leidet die Nackenmuskulatur unter der zunehmenden Brustmuskelverkürzung.
Stellen Sie sich seitlich an eine Wand und stellen Sie das innere Bein einen Schritt nach hinten.

3 Legen Sie die rechte Hand flach an die Wand. Drehen Sie Ihren Oberkörper nach vorne in den Raum, so dass die Dehnung im Arm- und Brustbereich spürbar wird (wie wenn Sie einen Speer werfen).Tun Sie so, als wenn Sie die Wand nach vorne ziehen wollten. Dadurch ergibt sich eine höhere Dehnspannung. Halten Sie diesen Zug etwa 10 Sekunden lang. Anschließend wechseln Sie die Seite.

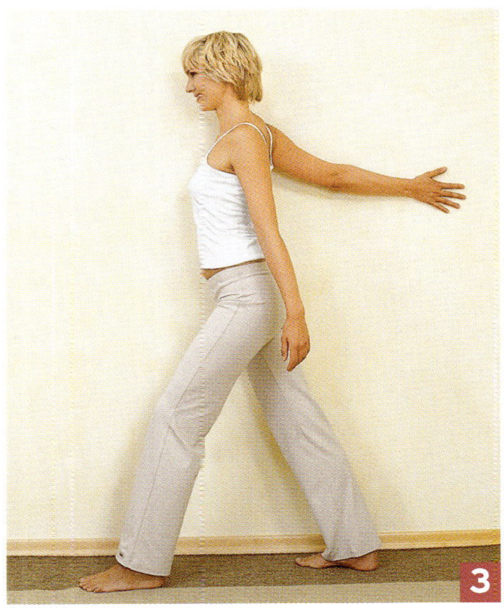
3

Übungen aus dem Qi Gong

Ein Weg, vielfältige Wirkungen

In unserer hektischen Welt, die von ständiger körperlicher und geistiger Beanspruchung gekennzeichnet ist, suchen wir nach Möglichkeiten, inne zu halten und wieder Kräfte zu tanken. Sie haben bereits verschiedene Entspannungstechniken ausprobiert, aber immer noch nicht Ihren persönlichen Weg gefunden? Qi-Gong-Übungen könnten dann ein Weg für Sie sein.

Was Sie mit Qi Gong erreichen können

Qi-Gong-Übungen harmonisieren Körper, Geist und Seele. Blockaden auf den Energiebahnen, den Meridianen, werden gelöst und Ihre Energie wird wieder zum Fließen gebracht. Die Übungen zeichnen sich durch einen harmonischen und fließenden Bewegungsablauf aus. Regelmäßiges Üben stärkt fast unmerklich Ihre Muskeln und fördert das harmonische Zusammenspiel Ihrer Schulter-Nacken-Muskulatur. Zusätzlich wird die Durchblutung der Muskeln angeregt.

Das Üben in einer vollkommen ausbalancierten Körperhaltung führt automatisch zu einer verbesserten Haltung von Schulter, Nacken und Kopf. Dieses wird nachhaltig in Ihrer Alltagshaltung und Ihren Arbeitshaltungen sichtbar.

Durch Ihre verbesserte Körperwahrnehmung nehmen Sie Spannungen viel früher wahr und können durch den Einsatz geeigneter Übungen eine schnelle Entspannung erreichen.

Der Nutzen der Übungen steigert sich mit dem regelmäßigen Training. Setzen Sie eine tägliche Übungszeit fest, so dass sich die Übungen fest in Ihren Alltag integrieren. Später können Sie die Übungen situationsbezogen z. B. im Büro einsetzen.

Grundhaltung

Die Grundhaltung ist die Ausgangsposition für zahlreiche Qi-Gong-Übungen.

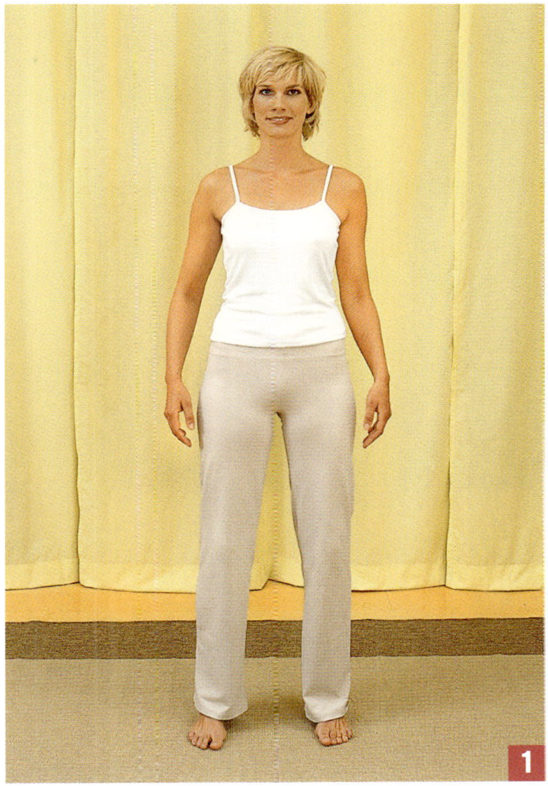

1

1 Eine optimale Standhaltung entlastet die Gelenke und die Wirbelsäule. Der Schultergürtel und der Kopf werden ausbalanciert. Ihre Atmung wird leichter und tiefer. Ein weiterer Trainingseffekt: Sie trainieren Ihre Bein- und Rückenmuskeln.

Die Füße

Sie nehmen einen schulterbreiten Stand ein. Die Füße sind parallel ausgerichtet. Ihr gesamtes Körpergewicht ruht gleichmäßig auf den ganzen Fußsohlen. Ihre Füße haben vollständigen Kontakt zur Erde. Nehmen Sie Ihre Füße als kräftige Wurzeln wahr, sie reichen tief ins Erdreich.

Die Knie

In der Qi-Gong-Grundhaltung sind die Knie leicht gebeugt.

Das Becken

Versuchen Sie, Ihre Gesäß- und Bauchmuskulatur zu entspannen. Bewegen Sie Ihr Becken leicht nach hinten, Ihre Lendenwirbelsäule wird gestreckt. Sollten Sie Probleme mit der ungewohnten Haltung haben, lösen Sie die Beckenposition immer wieder auf, machen eine kurze Pause und begeben sich dann erneut in die richtige Position.

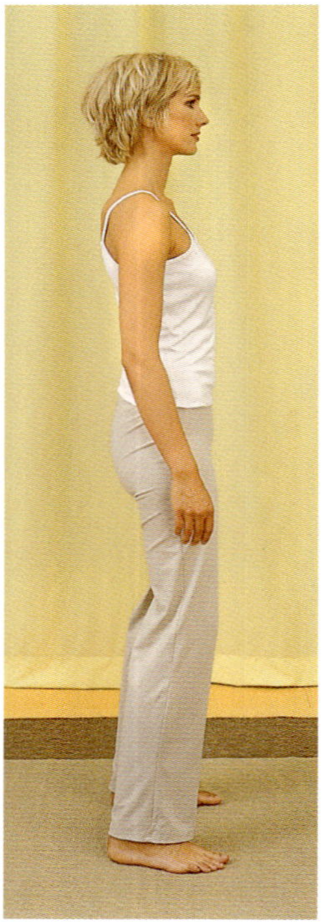

Die Grundhaltung von der Seite

Die Schultern

Nehmen Sie eine lockere aufgerichtete Schulterposition ein: den Schultergürtel nicht übertrieben zurücknehmen, aber auch keine schlaffe Haltung mit nach vorne hängenden Schultern.

Der Kopf

Ziehen Sie das Kinn leicht zum Brustbein und schieben Sie den Hinterkopf nach hinten, dabei wird die Halswirbelsäule angenehm gestreckt. Nutzen Sie dazu das Bild einer Marionette: Am höchsten Punkt des Kopfes befindet sich ein Faden. Der Faden hält den Kopf, den Körper lassen Sie nach unten hängen.

Die Arme

Lassen Sie die Arme locker an den Seiten Ihres Körpers hängen. Die Handinnenflächen zeigen zum Körper. Die Finger sind natürlich leicht gebeugt.

Das Gesicht

Entspannen Sie Ihr Gesicht – ein leichtes Lächeln ist zu sehen. Ihren Blick richten Sie auf einen Punkt am Horizont.
Tauchen Sie in der Grundhaltung in die Ruhe ein. Legen Sie Ihre Hände dazu auf den Unterbauch. Gehen Sie Ihren Körper vom Kopf bis zu den Füßen vor Ihrem geistigen Auge durch. Spüren Sie Ihrer Körperhaltung und Spannungen in den Muskeln nach.

Kreisende Arme – Bewegungsfluss

Begeben Sie sich in die Grundhaltung.

1 Nehmen Sie die rechte Hand vor den Körper. Die Hand befindet sich ungefähr auf Bauchnabelhöhe. Die Handinnenfläche zeigt zum

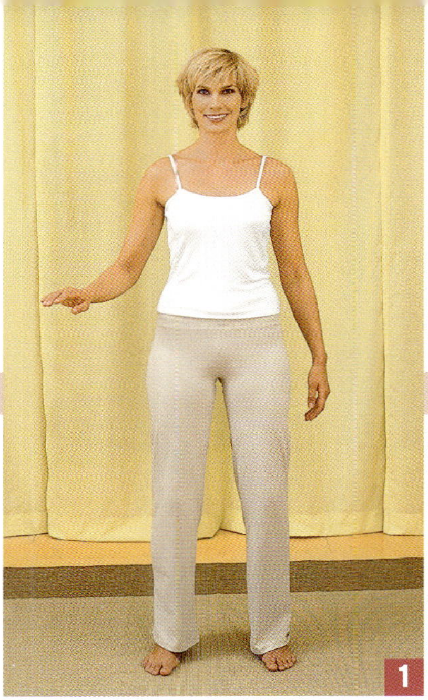

1

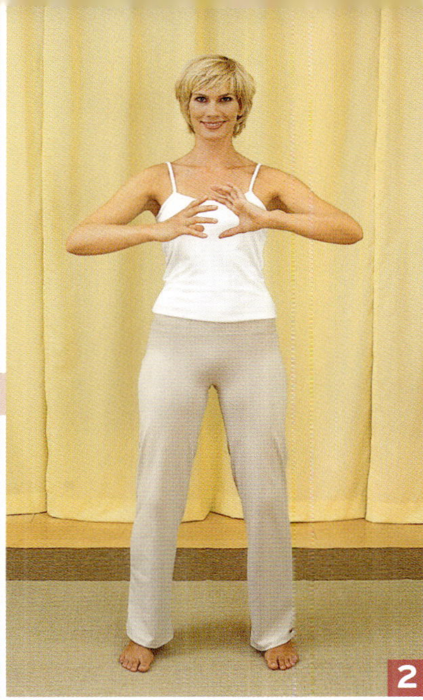

2

Boden. Beginnen Sie, mit der Hand und dem Unterarm sanft im Uhrzeigersinn auswärts zu kreisen. Die Bewegung verläuft dabei ohne Ecken und Karten. Versuchen Sie, die Bewegung immer mehr fließen zu lassen.

Variationen der »Kreisenden Arme«

- Mit Hand und Unterarm einwärts kreisen.
- Mit dem linken Arm einwärts und auswärts kreisen.
- Beide Arme gleichzeitig einwärts kreisen.
- Beide Arme gleichzeitig auswärts kreisen.
- Die Arme gegengleich kreisen.

Nehmen Sie bewusst die Bewegung Ihrer Schulterblätter wahr.

Mit dem Ball spielen

Nehmen Sie die Grundhaltung ein.

2 Halten Sie Ihre Arme vor dem Körper, dabei zeigen die Handinnenflächen zueinander und die Ellbogen zur Seite. Ihre Hände haben eine Position, wie wenn Sie einen Luftballon halten. Bewegen Sie Ihre Hände nun langsam auseinander und wieder aufeinander zu. Die Fingerspitzen zeigen zueinander. Drehen Sie Ihre Hände gegengleich. Spüren Sie in Ihre Handinnenflächen hinein.

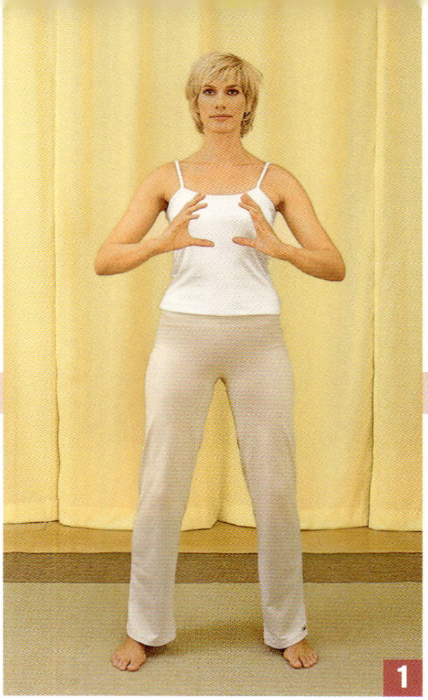

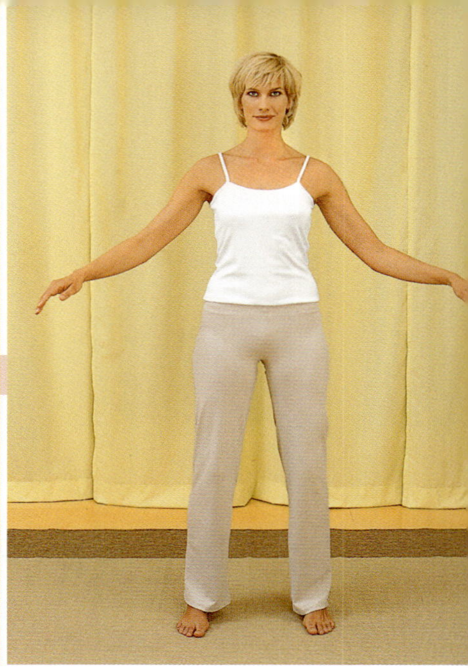

Ballhalteübung

Nehmen Sie die Grundhaltung ein.

1 Halten Sie Ihre Arme vor dem Körper, dabei zeigen die Handinnenflächen zueinander und die Ellbogen zur Seite. Ihre Hände haben eine Position, als würden Sie einen Luftballon halten. Fingerspitzen und Handflächen zeigen zueinander.
Halten Sie Ihre Arme in verschiedenen Positionen: vor dem Bauchnabel, in Brustbeinhöhe, auf Schulterhöhe.
Die Übungsdauer sollte besonders in Schulterhöhe nur kurz sein.

Für die Schulter-Nacken-Region ist die Ballhalteübung recht anspruchsvoll.

Arme locker und ruhig

Nehmen Sie die Grundhaltung ein.

2 Die Arme hängen locker an den Körperseiten herunter. Mit dem Einatmen steigen die Arme seitlich bis auf Schulterhöhe.
Bewegen Sie nun die Unterarme über Schulterhöhe aufeinander zu. Die Ellbogen zeigen dabei zur Seite, Ihre Handinnenflächen zueinander. Die Hände haben eine gelöste Haltung. Stellen Sie sich vor, Sie halten wieder einen Luftballon zwischen den Händen.
Anschließend sinken die Arme sanft in die Ausgangsposition zurück. Dabei atmen Sie aus.

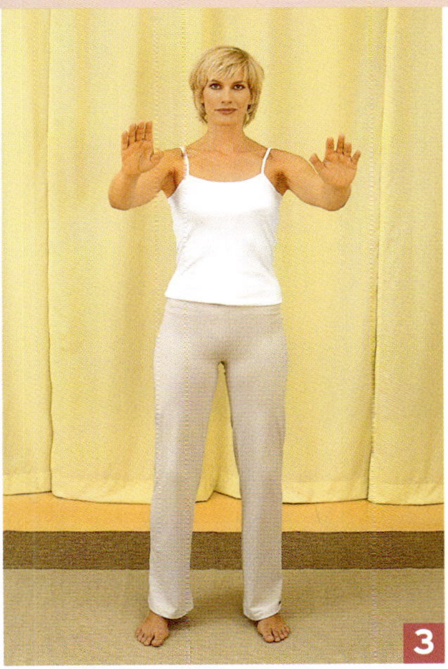

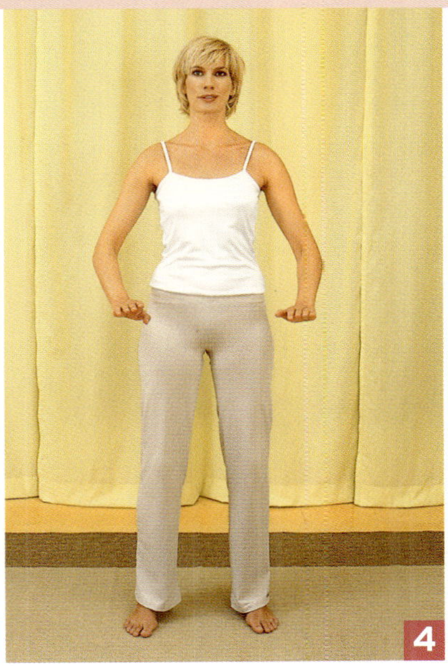

Wecke das Qi

Nehmen Sie die Grundhaltung ein.

3 Lassen Sie mit dem Einatmen Ihre Arme langsam bis auf Schulterhöhe steigen, dabei bleiben die Ellbogen leicht gebeugt.
Die aufsteigende Bewegung der Arme erfolgt ungefähr in schulterbreiter Position. Ihre Hände bilden dabei eine leicht geschwungene Form zum Unterarm.

4 Die Rückbewegung beginnen Sie mit den Ellbogen, die sich zum Körper bewegen. Dann erst folgen die Unterarme und die Hände. Mit dem Sinken der Arme atmen Sie aus.
Wiederholen Sie die Übung mit dem nächsten Einatmen.

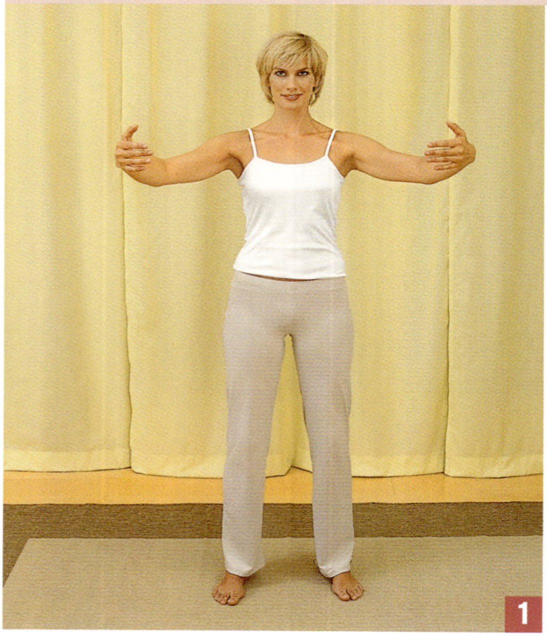

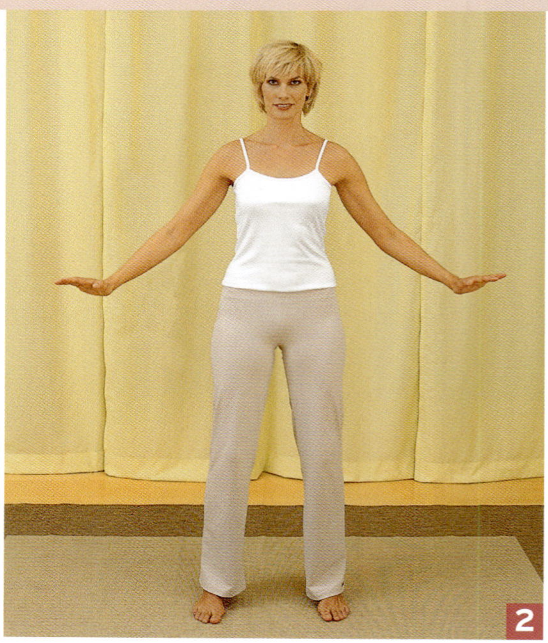

Sich öffnen und empfangen

Nehmen Sie die Grundhaltung ein.

1 Lassen Sie wieder mit dem Einatmen Ihre Arme langsam bis auf Schulterhöhe steigen, dabei bleiben die Ellbogen leicht gebeugt. Die aufsteigende Bewegung der Arme erfolgt ungefähr in schulterbreiter Position. Ihre Hände bilden eine leicht geschwungene Form.
Drehen Sie dann die Unterarme, so dass Sie peripher Ihre Handinnenflächen sehen können.

2 Bewegen Sie die Arme seitlich auseinander und lassen Sie sie dann sanft in die Ausgangsposition sinken. Dabei atmen Sie aus.

Übungshinweise

Machen Sie sich beim Üben folgende Bilder bzw. Ihre Vorstellungskraft zunutze!

- Ihre Armhaltung soll immer locker gelöst sein. Die Ellenbogen und Handgelenke sind leicht gebeugt, die Finger sind leicht geöffnet. Insgesamt erinnert die Haltung an eine Mondsichel.
- Bei der Bewegung »Steigen der Arme« stellen Sie sich einen immer größer werdenden Luftballon vor, auf dem Ihre Arme liegen. Ihre Arme steigen dabei sanft und vollkommen ohne Kraftanstrengung nach oben.
- Bei der Bewegung »Sinken der Arme« stellen Sie sich die Schwingen eines Vogels vor, die sich sanft in der Luft bewegen. Auch dies erfolgt ohne Kraft.

! *Schon gewusst?*

- **Lenken Sie in der Grundhaltung Ihre Aufmerksamkeit auf Ihre aufrechte und ausbalancierte Haltung.**
- **Tasten Sie sich langsam an die Übungen heran. Mit den »kreisenden Armen« lernen Sie die fließenden Bewegungen am einfachsten.**
- **Führen Sie zunächst immer nur 4 Wiederholungen der Übungen aus. Trotz der sanften und fließenden Bewegungen strengt es Ihre Muskeln auf ungewohnte Weise an.**
- **Lenken Sie Ihre Aufmerksamkeit zuerst auf den Bewegungsfluss, dann auf Ihre Atmung.**
- **Üben Sie regelmäßig! Umso größer ist die Trainingswirkung auch auf Ihre Haltung und die Muskulatur.**
- **Schnüren Sie sich Ihr individuelles Übungspaket. Suchen Sie sich dazu Ihre Lieblingsübungen aus.**
- **Nutzen Sie die Angebote vor Ort, z. B. von Volkshochschulen, um sich intensiver mit dem Thema »Qi Gong« auseinander zu setzen.**

Register

Hilfreiche Internetadressen

DWI - Deutsches Walking Institut e.V.: www.walking.de
IDAG - Institut für präventive Diagnostik, Aktivität und Gesundheit: www.gesundheit-reha.de
ISR - Institut für Sport und Rehabilitation: www.sport-reha-institut.de
MSB - Gesundheitsmanagement: www.bewegt-gesund-bleiben.de

Literaturtipps

Regelin, P./Mommert-Jauch, P.: Nordic Walking - aber richtig! BLV 2004
Mommert-Jauch, P./Regelin, P.: Nordic Walking-Programme für Frauen. BLV 2005
Regelin, P./Mommert-Jauch, P.: Nordic Walking statt Diät. BLV 2006
Bös ,K./Brehm, W./Tiemann, M./Mommert-Jauch, P.: Walking und mehr - Schritt für Schritt zur Fitness. Meyer & Meyer Verlag 2003
Bös, K./Opper, E./Mommert-Jauch, P.: Walking - you can do it. Meyer & Meyer Verlag 2004
Mommert-Jauch, P.: Körperwahrnehmung und Schmerzbewältigung im Alltag. Ein Kurs-Manual für Rückenschullehrer und Übungsleiter. Springer Verlag 2000. Das Buch wird von den Rheuma-Landesverbänden Niedersachsen und Baden-Württemberg empfohlen. (Rheuma-Liga Niedersachsen e.V., Lützowstraße 5, 30159 Hannover, info@rheuma-liga-nds.de, www.rheuma-liga-nds.de und Rheuma-Liga Baden-Württemberg e.V., Kaiserstraße 18, 76646 Bruchsal, www.rheuma-liga-bw.de)

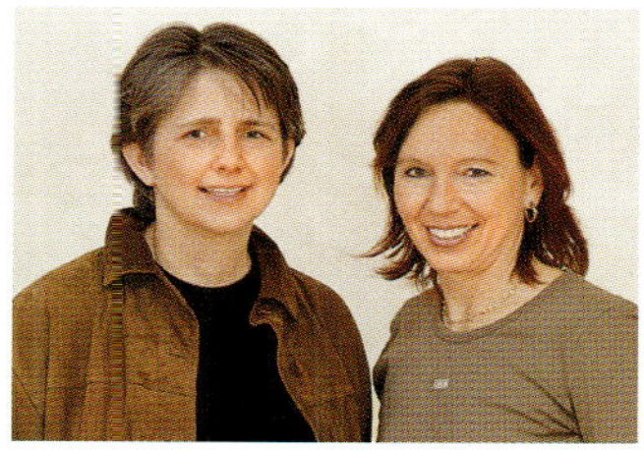

Dr. Petra Mommert-Jauch ist Sport- und Gesundheitswissenschaftlerin und Lehrbeauftragte an den Universitäten Karlsruhe und Konstanz. Im eigenen ISR-Institut arbeitet sie zusätzlich in der Prävention und Therapie. Als Sportfachreferentin hält sie Vorträge und erarbeitet Konzepte zu verschiedensten Gesundheitsthemen. Als Geschäftsführerin des Deutschen Walking Instituts e.V. ist sie für die Aus- und Fortbildung von Walking- und Nordic-Walking-Therapeuten verantwortlich.
Monika Schäfer ist Dipl.-Sportlehrerin für Prävention und Rehabilitation. Sie verfügt über langjährige Berufserfahrung in der klinischen Sporttherapie mit den Fachbereichen Orthopädie/Rheumatologie, Onkologie sowie Innnere Medizin. Freiberuflich arbeitete sie in der privaten und betrieblichen Gesundheitsförderung. Zurzeit ist sie als Lehrreferentin und im Qualitätsmanagement der Rheuma-Liga Niedersachsen e.V. tätig.

Bibliographische Information der Deutschen Bibliothek

Die Deutsche Bibliothek verzeichnet diese Publikation in der Deutschen Nationalbibliographie; detaillierte bibliographische Daten sind im Internet über http://dnb.ddb.de abrufbar.

BLV Buchverlag GmbH & Co. KG
80797 München

Bildnachweis:
Alle Fotos Michael Reusse, außer: Exel: S. 108; Haist, Oryk: S. 113; Hart, Sammy: S. 40, 56; Seer, Ulli: S. 12, 53; www.schulzspeyer.de: S. 94 (Opac-Stehpult)
Grafiken: Jörg Mair, München

Umschlaggestaltung: Sabine Fuchs, fuchs_design, Ottobrunn
Umschlagfotos:
Vorderseite: Jump, Kristiane Vey
Rückseite: Michael Reusse

Lektorat: Dr. Christiane Lentz, Manuela Stern
Herstellung: Ruth Bost
Layoutkonzept Innenteil: fuchs_design, Ottobrunn
Layout und Satz: Uhl + Massopust, Aalen

Gedruckt auf chlorfrei gebleichtem Papier

Printed in Germany
ISBN-10: 3-8354-0092-4
ISBN-13: 978-3-8354-0092-4

Hinweis
Das vorliegende Buch wurde sorgfältig erarbeitet. Dennoch erfolgen alle Angaben ohne Gewähr. Weder Autorinnen noch Verlag können für eventuelle Nachteile oder Schäden, die aus den im Buch vorgestellten Informationen resultieren, eine Haftung übernehmen.